临床专科技术培训系列教材

显微外科基本技术

北京大学人民医院临床能力培训中心　组织编写

主　　审　王建六

主　　编　李广学　杨　锴

副 主 编　刘　岩

编　　委　（按姓名汉语拼音排序）

毕　晔（北京大学人民医院医疗美容科及整形外科）
曹晓光（北京大学人民医院眼科）
韩　琳（北京大学人民医院耳鼻喉科）
李广学（北京大学人民医院医疗美容科及整形外科）
刘　岩（北京大学人民医院医疗美容科及整形外科）
欧阳佳（北京大学人民医院神经外科）
谭　杰（北京大学人民医院耳鼻喉科）
杨　锴（首都医科大学附属北京积水潭医院医疗美容科）
臧荟然（北京大学人民医院医疗美容科及整形外科）
周景儒（北京大学人民医院神经外科）

视频编委　（按姓名汉语拼音排序）

曹晓光（北京大学人民医院眼科）
韩　琳（北京大学人民医院耳鼻喉科）
黑　博（北京大学人民医院神经外科）
刘　岩（首都医科大学附属北京积水潭医院医疗美容科）

北京大学医学出版社

XIANWEI WAIKE JIBEN JISHU

图书在版编目（CIP）数据

显微外科基本技术 / 李广学，杨锴主编．—北京：北京大学医学出版社，2024.1

ISBN 978-7-5659-2942-7

Ⅰ．①显…　Ⅱ．①李…②杨…　Ⅲ．①显微外科学　Ⅳ．①R616.2

中国国家版本馆CIP数据核字（2023）第124197号

显微外科基本技术

主　　编：李广学　杨　锴
出版发行：北京大学医学出版社
地　　址：（100191）北京市海淀区学院路 38 号　北京大学医学部院内
电　　话：发行部 010-82802230；图书邮购 010-82802495
网　　址：http://www.pumpress.com.cn
E-mail：booksale@bjmu.edu.cn
印　　刷：中煤（北京）印务有限公司
经　　销：新华书店
责任编辑：陶佳琦　**责任校对**：靳新强　**责任印制**：李　啸
开　　本：880 mm × 1230 mm　1/32　**印张**：2.875　**字数**：63 千字
版　　次：2024 年 1 月第 1 版　2024 年 1 月第 1 次印刷
书　　号：ISBN 978-7-5659-2942-7
定　　价：20.00 元

本书由

北京大学医学出版基金资助出版

序　言

党的二十大报告中指出，“教育、科技、人才是全面建设社会主义现代化国家的基础性、战略性支撑。”面对“健康中国2030”建设新目标、人民生命健康新需求，提升医学人才培养质量是深入实施科教兴国战略、人才强国战略，落实《“健康中国2030”规划纲要》的重要举措。临床医学具有其特殊性，是实践性很强的学科，因此，注重对实践能力的培养，始终是我国医学教育关注的焦点。医学模拟教学作为理论教学与实践教学的桥梁，目前是现代临床医学教育过程中不可缺少的一个环节。近年来，医学模拟教学得到了快速发展，作为一种重要的教育教学方法逐渐融入各类医学人才培养的课程体系中，取得了很好的效果，为提升人才培养质量、提高医疗水平和保障医疗安全发挥了重要作用。

作为中国人自己筹建和管理的第一家综合性西医医院，已有百年历史的北京大学人民医院，秉承北大医学的“厚道”精神，牢记医学教育的初心和使命，以引领中国医学教育改革、发展创新、服务国家战略发展为己任，努力为国家培养了大批高质量的医学人才。在医学模拟教育方面，北京大学人民医院也开展了大量的工作：开创了中国大学生医学技术技能大赛的先河；在国内率先通过国际医学模拟协会的全部认证；团结国内同道，共同制定了我国《医学模拟中心建设标准专家共识

(2017)》《住院医师规范化培训基地临床技能培训中心工作指南（2023年版）》；牵头开展了多中心的医学模拟教育研究等。其中一项工作亮点和重点是专科技能模拟培训。

专科技能模拟培训是连接理论授课和床旁教学的桥梁，开展相关项目将是未来医学模拟教育领域的一项重要工作。近年来，为更好地服务于临床教学，满足广大学生和学员的需求，我们着重于丰富完善课程内容，开发了多门具有专业特点的专科模拟教学课程。截至目前，我院临床技能培训中心已开发了各类专科技术培训课程共计12门，这一系列课程的开展为学生/学员的理论和操作水平的全面提高提供了丰富的实操训练机会。其中最受学生/学员欢迎的有“妇科宫腔镜基本技术培训”“腹腔镜外科基本技术培训”“整形美容缝合基本技术培训”“机械通气基本技术培训”。我们组织授课专家总结了近几年对专科模拟培训课程设计和实施的管理经验，在北京大学医学出版基金的大力支持下，申请了“临床专科技术培训系列教材”出版基金，将这4门专科培训课程讲义整理打磨为规范的临床技能课系列丛书。为确保丛书内容及质量满足要求，编写专家参阅了国内外相关专著，根据实际运行的专科技能课程，集体制订提纲，由各位任课专家负责初稿编写、交叉互审修改，各小组讨论再修改，由主审和主编全面整理完成。丛书的主要特点是：以住院医师与专科医师模拟培训需求为导向，内容包括各专科操作基础知识、操作性技能培训难点和要点等，注重规范性与实用性结合，理论与实践结合，结合实际临床案例总结了实际临床操作中和培训中容易出现的问题。本临床专科技术培训系统教材可作为教师开展模拟培训和住院医师及专科医师自学的参考书。今后我们还会出版其他专科技术培训课程分册，以完善本系列丛书。

我们力求为广大读者提供一套优秀、全面、实用的参考书。在本系列教材编写过程中，全体编写人员付出了辛勤努力，但书中一定存在缺点与不足，恳请广大师生对在使用中发现的问题给予指正，以便我们不断完善此系列丛书。

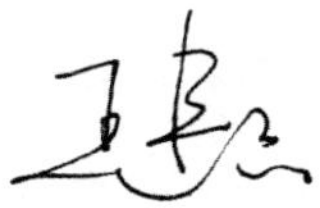

前 言

显微外科是利用光学放大设备和显微外科器材进行外科手术的一门学科。显微外科不专属于某一学科，应作为各个专门学科的一门专门技术，在这一点上与腔镜外科或者微创外科有点类似。显微外科可以应用于血管外科、神经外科、淋巴外科、耳鼻喉科、眼科、妇产科等学科，并成为各个学科重要的组成部分和基础，有利于各个学科向更精细、更微创的方向发展。以往显微外科应用方面的书籍大部分集中在某一学科的应用，因此学习知识相对比较单一。为此，希望本书能够成为适用于多数场景的显微外科实践书籍。

在北京大学人民医院临床能力培训中心开设显微外科实践课程的过程中，由整形外科主导，联合耳鼻喉科、神经外科和眼科，各个学科设计不同的课程，极大地提高了学员的学习热情和兴趣，发挥了很好的教学效果。为此，在临床能力培训中心的建议下，我们共同编写此书，分别阐述显微外科在各个学科中的应用，为显微外科的应用提供更为广泛的参考，也有利于各个学科的相互借鉴，共同发展，起到“他山之石可以攻玉”的目的。

本书主要是显微外科基本技术的应用，主要是显微外科的基本操作及其在整形外科、眼科、耳鼻喉科和神经外科等各个学科的具体操作，实践性非常强，可以作为显微外科实践课程的指导教材，也可以作为显微外科学科应用的“手边书”，在医师需要进行显微外科手术前作为参考资料，帮助医师及时了解相关的操作方法，有利于尽快提高低年资医师的显微外科操作水平，引导他们快速入门。

希望读者朋友们在阅读后多提宝贵意见，在今后的实践中，编者将根据反馈意见做进一步增删，不足之处恳请指正。

李广学　杨　锴

目　录

第一章

显微外科基础知识

第一节　显微外科的历史概况

显微外科是现代外科在20世纪的一项新进展，是利用光学放大设备和显微外科器材进行精细手术的学科。其最重要的特征是在光学放大设备下进行手术，使手术从“宏观世界”进入“微观世界”。显微手术是现代科技发展的必然结果，是外科手术发展史上的一项重大突破。显微外科不是某个专科所独有的，而是手术学科所有专业都可采用的一门外科技术，甚至可以从该学科分出专门的分支学科，如整形外科、神经显微外科、眼科、耳显微外科等。学习显微外科学的目的是掌握其手术的基本特征、基本知识和手术操作的基本技能，以适应临床工作需要。

一、显微外科的起始及发展

从19世纪的中后期开始，放大镜和显微镜在医学领域逐步得到应用。最开始外科医生使用能架在鼻梁上的单镜片结构的眼镜式放大镜做手术。1876年，德国医生Saemisch用复合式眼镜式放大镜做了世界上第一台“显微”手术（手术类型不详）。1893年，德国蔡司公司发明了双目显微镜，主要用于医学实验室中的实验观察，以及眼科领域的角膜和前房病变的观察。医生真正借助手术显微镜进行精细的手术操作，最早可追溯到1921年瑞典斯德哥尔摩大学医学院的耳科医生Nylén（图

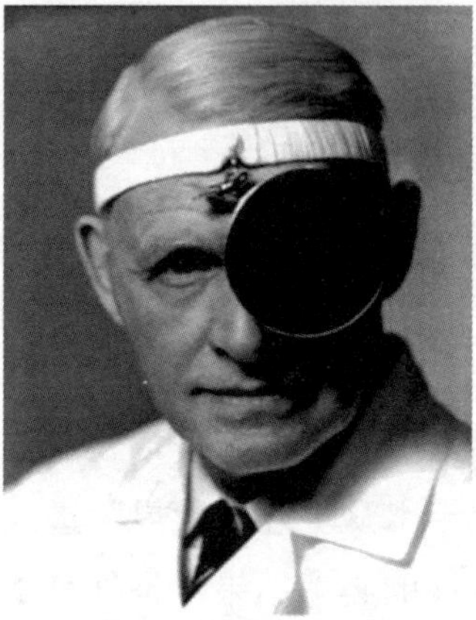

图 1-1　瑞典耳科教授 Carl Olof Nylén（1892—1978 年）

1-1）和 Holmgren 为耳硬化症患者进行的内耳开窗手术。由于耳内结构深在、精细，这种精细操作在肉眼下无法很好地进行，显微镜的使用使耳显微外科得到了长足发展。Nylen 当时在手术中使用的是一台单眼实体显微镜（图 1-2）。将显微镜引入临床手术为各个学科的医生开辟了新领域和新途径，并逐渐使手术显微镜快速发展并开始应用于多个学科。1922 年，德国 Carl Zeiss 公司研制出世界上第一台双目手术显微镜。

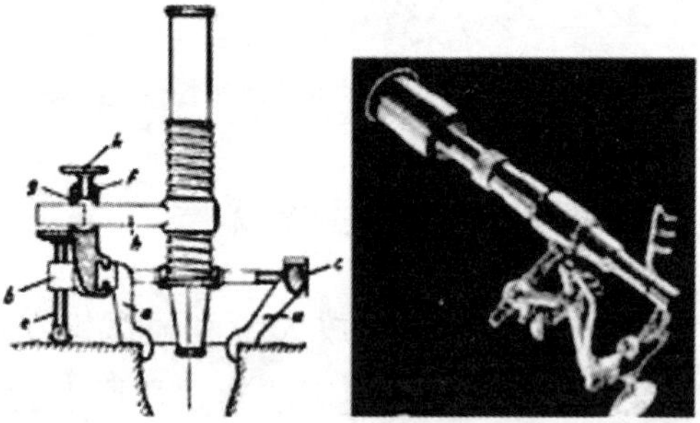

图 1-2　单眼实体显微镜

1946 年，Perritt 将 Mueller 公司研制的台式双目实体显微镜应用于眼部手术，开始了真正意义上的眼科显微外科手术。1950 年，Gnacio Barraquer（图 1-3）等在手术显微镜下进行了角膜缝合，使显微外科手术进入了缝合操作阶段。1953 年，OPMI 1

（Operating Microscope Number One）问世，虽然这台显微镜是为中耳手术设计的，但它仍被认为是通用型显微镜的鼻祖，在眼科中也得到了广泛应用，主要用于角膜、巩膜的外眼手术。

1955 年，美国神经外科医生 Malis 使用双目手术显微镜完成了动物的脑手术。美国南加州大学的神经外科医生 Kurze 于 1957 年 8 月使用耳科手术显微镜为一名 5 岁儿童成功地进行了听神经瘤手术，这是世界上第一台显微神经外科手术。随后不久，Kurze 用手术显微镜为这名儿童成功地进行了面神经 - 舌下神经吻合，患儿恢复极好。

1958 年，美国神经外科医生 Donaghy 在伯灵顿（佛特蒙州）建立了世界上第一个显微外科研究和培训实验室，他与血管外科医生 Julius H. Jacobson Ⅱ（图 1-4）合作进行了动物实验和临床研究。在当时，肉眼条件下只能缝合直径 7～8 mm 以上的小血管，为了端对端吻合更细的血管，在德国蔡司公司的

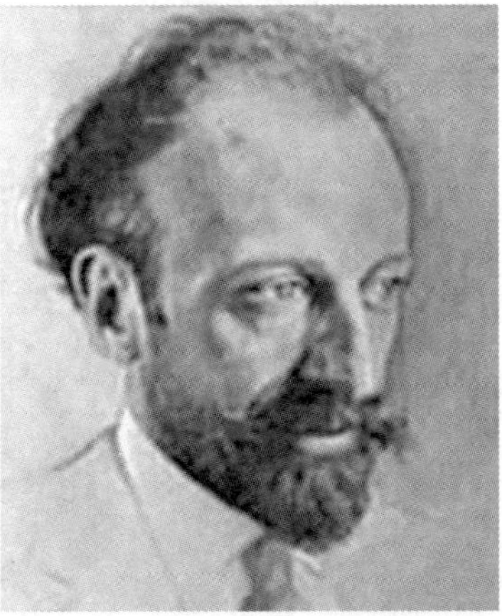

图 1-3　西班牙眼科教授 Gnacio Barraquer（1884—1965 年）

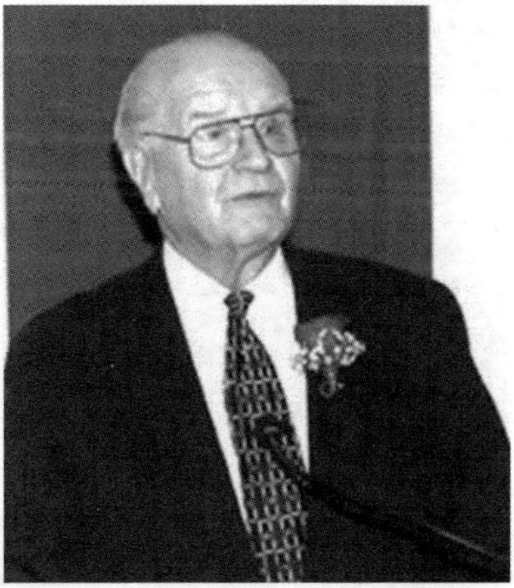

图 1-4　美国血管外科教授 Julius H. Jacobson Ⅱ（1922—2003 年）

帮助下，Jacobson 设计出 2 个术者同时做手术的双人手术显微镜用于血管吻合术。在经过大量动物实验后，Jacobson 发表了显微吻合 1.6～3.2 mm 直径小血管的文章（1960 年），血管吻合通畅率达 100%。这是一篇划时代的与显微神经外科和血管外科有关的医学论文。血管通畅率显著提高使组织再植与移植成为可能，从此显微外科技术开始为世界各国学者所关注重视。不少科学家用各种动物做小血管缝合实验，小血管缝合技术取得很大进展，为单一或综合组织的游离移植打下了良好的基础。

1960 年，山东省立医院王志先教授（图 1-5）和上海第二军医大学屠开元教授（图 1-6）分别成功地进行了狗腿再植实验。他们是我国断肢再植的先驱者，为显微外科技术的发展做出了重大贡献。1962 年，美国医生 Malt 完成了世界上第一例 12 岁男孩的断臂再植手术（图 1-7）；1963 年，上海市第六人民医院陈中伟教授完成了世界上第一例有功能的断臂再植（图

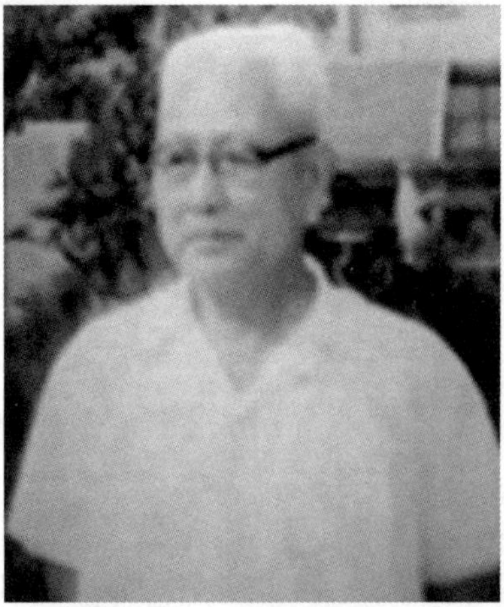

图 1-5　王志先教授
（1912—2001 年）

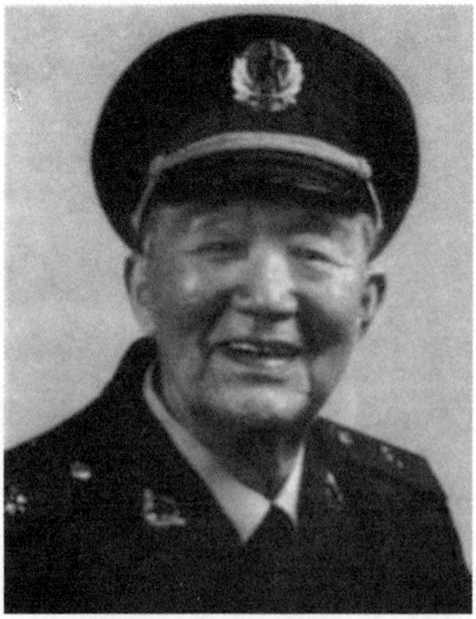

图 1-6　屠开元教授
（1905—1999 年）

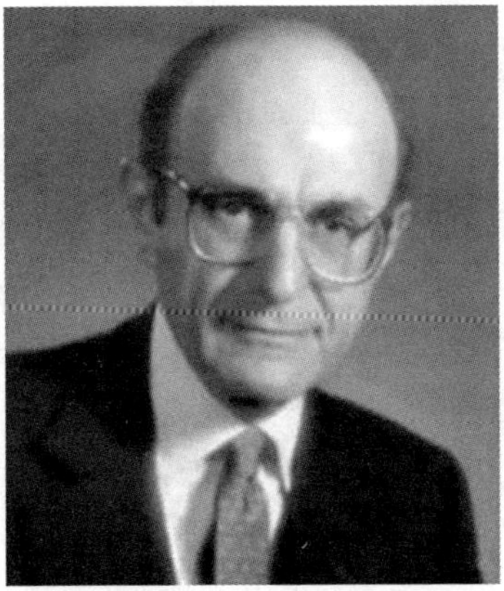

图 1-7　美国外科教授 Donald Alan Malt（1931—2002 年）

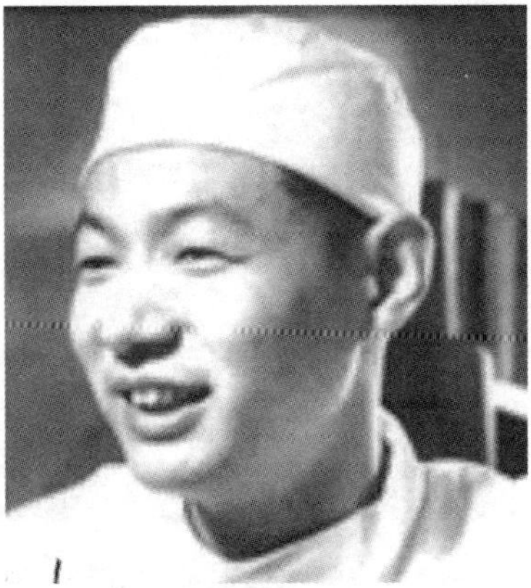

图 1-8　陈中伟教授（1929—2004 年）

1-8），之后该院又进行了大量的断臂及断指再植工作，成活率高，居国际领先地位，开创了世界显微外科新纪元。

1964 年，美国整形外科医生 Harry J. Buncke（图 1-9）在堪萨斯州报告了显微外科里程碑意义的手术——兔耳再植术，这是医学史上第一次完成的直径小于 1 mm 的血管吻合术。同年，我国王满寰教授在兔耳再植研究基础上，首次成功实施了断指再植。1966 年，上海华山医院杨东岳教授（图 1-10）首次在临床上成功开展了游离第二足趾移植再造拇指，进一步奠定了我国在显微外科领域的世界领先地位。

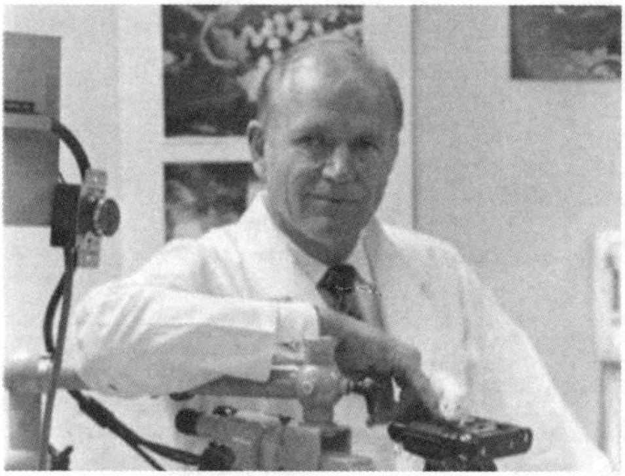

图 1-9　美国整形外科教授 Harry J. Buncke（1922—2008 年）

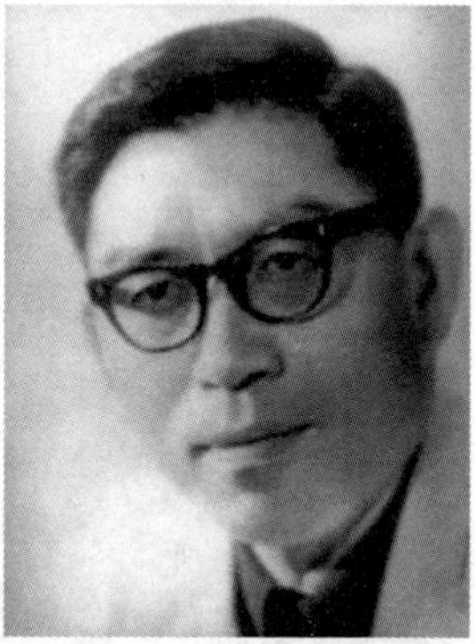

图 1-10　杨东岳教授（1929—1981 年）

二、我国显微外科的发展

20 世纪 70 年代，国内外多个显微外科专科学会成立，多部专著（如 *Symposium of Microsurgery*、*Microvascular Reconstructive Surgery*、《显微外科》等）出版，多个以主干血管为蒂的皮瓣移植手术成功，并且在 1972 年成立了国际显微重建外科学会。20 世纪 80 年代，多种显微外科专业杂志相继创刊（如 *Microsurgery*、《中华显微外科杂志》等），学术交流活动空前活跃，极大地促进了显微外科全面、快速的发展。20 世纪 90 年代至今，因广泛普及的小血管吻合组织皮瓣移植技术、皮瓣供区趋向优化、显微外科趋向专科化方向发展、微血管缝合技术的日臻精巧，外科各种手术正发生并将继续发生巨大的变革。

显微外科技术在中国神经外科领域中的应用始于 1972 年，当时爱国华侨杜子威教授向苏州医学院附属医院神经外科（现为苏州大学附属第一医院神经外科）捐赠了国内第一台神经外科手术显微镜（永岛医科器械株式会社生产）和相关的显微手术器械，特别是还包含了双极电凝和动脉瘤夹。1976 年，解放军总医院神经外科的段国升教授引进了 3 台德国神经外科手术显微镜。1975 年 9 月，新疆医学院附属医院神经外科的藏人和教授开展了显微血管吻合的动物实验，1976 年 3 月使用国产手术显微镜（单人双目 6212A 型，镇江光学仪器厂生产）和国产显微手术器械进行了国内第一台人颞浅动脉 - 大脑中动脉吻合手术，此手术比国外晚了近 10 年的时间。1977 年，北京宣武医院神经外科从日本进口了手术显微镜。1977 年 9 月，王忠诚院士成功地实施了人枕动脉 - 小脑后下动脉吻合，从 1978 年开始，使用显微镜实施脑动脉瘤手术，从 1985 年开始实施脑动静脉畸形显微手术。

三、显微外科技术在手外科及修复重建外科中的发展

显微外科技术在手外科的应用主要集中在断肢再植、拇指再造、外周神经损伤的显微外科修复、异体手移植等方面。断指再植不仅仅应用于单指的再植，突破了再植平面、离断界限等界限，现在断指再植几乎应用在了各种情况下的手指的离断。拇指再造随着一代又一代手外科人的努力，现在就技术而言，从再造拇指到再造十指，从再造单指到再造半指，已经达到了“缺什么补什么”“缺多少补多少”的新境界。目前神经移植主要是应用自体神经移植，但是随着基础研究的进一步深入，在将来有可能被部分或全部异体神经或人工神经移植所替代。异体手移植虽然有应用，但是尚有组织排斥反应、感染等各项风险，可能需要基础研究的进一步进展带动手术的发展。

显微外科技术在修复重建领域具有广泛的应用，从最常用

的乳房再造到最为复杂的全脸移植等都属于修复重建的范畴，目前主要用于各类游离皮瓣对于体表组织的再造以及组织缺损的修复。传统的游离皮瓣主要应用的是背阔肌皮瓣、股前外侧皮瓣、横行腹直肌皮瓣、臀大肌皮瓣等几个有恒定血管走行的皮瓣。日本的 Koshima 和 Soeda 于 1989 年提出了穿支皮瓣的概念，认为穿支皮瓣是以穿支血管（肌皮穿支和肌间隔穿支）为直接供血来源的轴型皮瓣。Gene Taylor 等通过解剖发现，人体存在 400 余个穿支，穿支遍布全身上下，而在手术的时候仅仅采用穿支血管及其携带的皮肤和皮下组织避免了整个肌肉的损伤，不仅使损伤的代价大大减小，而且进行修复重建的皮瓣选择也就从原先的背部、大腿外侧、腹部、前臂等比较常用的部位逐渐扩展到全身每一个部位，使修复重建手术从此进入了一个“自由”的时代，即可根据患者的需要选取最合适的部位进行手术，从而达到最佳的效果。就比较常用的乳房再造而言，以往常用的是背阔肌皮瓣乳房再造和横行腹直肌皮瓣乳房再造，目前常用的乳房再造方式有腹壁下动脉穿支皮瓣、股深动脉穿支皮瓣、臀上动脉穿支皮瓣、臀下动脉穿支皮瓣、腰动脉穿支皮瓣等乳房再造方式，使再造的损伤降到最小，而选择的方式大大增加。

显微外科技术正逐步走向成熟，并在基础及各应用领域取得了丰硕成果，同时完善了系统的理论体系，发展成为了一门新兴的临床学科。显微外科在骨科、手外科、整形外科、神经外科、眼科、耳鼻喉科、颅颌面外科、妇产科等各分支学科的应用逐渐成熟并发展，在各科均取得累累硕果，显示出广阔的应用前景。

（韩　琳　周景儒　欧阳佳　李广学）

第二节　基础放大镜及显微镜

显微外科是研究利用光学放大设备和显微外科器材进行精细手术的学科。其中最重要的条件是利用光学放大设备，光学放大设备可分为两大类：放大镜和显微镜。

一、放大镜

放大镜（magnifier）的定义是用来观察物体微小细节的简单目视光学器件，是焦距比眼的明视距离小得多的会聚透镜。放大镜参数：若眼的明视近距离为 25 cm，焦距 f（m）为 0.1 m，则放大倍率为 25 cm/0.1 m=2.5×。放大倍率也可用屈光度（diopter，D）表示，即为焦距（m）的倒数，例如 10 D = 1/0.1 m，即 10 D 和 2.5×为同一放大倍率，1.0×= 4.0 D。如果仅从放大倍率来考虑，焦距应该取得短一些，而且似乎这样可以得到任意大的放大倍率。对于单透镜而言，减小焦距就应减小透镜的表面曲率半径，表面曲率半径越小，加工难度越大，像差（像失真）越大，因此由单透镜制作的放大镜放大倍率通常在 10× 以下。如果要提高放大倍率，则需要采用复合透镜，即显微镜，放大倍率可达到 10×、20× 或更高。放大镜可分为便携式放大镜和台式放大镜。远视框架眼镜和老视（“老花眼”）框架眼镜也可归于放大镜的范畴。

二、显微镜

显微镜（microscope）是由一个透镜或几个透镜的组合构成的一种光学仪器，主要用于放大微小物体以成为人的肉眼所能看到的物体的仪器。显微镜分为光学显微镜和电子显微镜，以显微原理进行分类可分为偏光显微镜、光学显微镜与电子显微镜和数码显微镜。普通光学显微镜的光学部分为目镜和物镜，显微镜的放大倍数是物镜的放大倍数与目镜的放大倍数的乘积，如物镜为10×，目镜为10×，其放大倍数就为10×10 = 100×。显微镜目镜长度与放大倍数呈负相关，物镜长度与放大倍数呈正相关，即目镜长度越长，放大倍数越低；物镜长度越长，放大倍数越高。

三、手术放大镜/显微镜的常用参数

1．放大倍率 通过手术放大镜可以将景物放大的倍数。比较常见的放大倍率从2倍到8倍不等。

2．工作距离 即焦距。

3．景深 景深是指通过透镜系统始终能看清楚的范围。它是由放大倍率、反射率以及光照组成的一个函数。简单地说，当其他条件不变的时候，放大倍率越低，景深就会变得越大。

4．反射率 当给予相同的放大倍率和光照时，反射率越低，视觉的精确度和景深就越好。这个功能主要由抗反射膜来完成。

5．视场范围 视场范围包括通过透镜所看到的所有范围。

视场范围越大，就越可以在这个视野中正常地移动眼球。视场范围的大小由手术放大镜系统（无论是伽利略式还是棱镜式）、放大倍率、手术放大镜镜片与眼球的距离以及手术放大镜系统的尺寸来决定。

四、常用的放大镜及显微镜

实际在手术中极少应用放大镜。手术显微镜按照使用方法，可分为头戴式和非头戴式。头戴式一般采用双目放大镜（binocular loupe），可产生明亮放大的三维视野，为检查和治疗提供立体深层景象；其款式有头戴式（放大镜以头带固定）、TTL［through the lens 的简称，即放大镜的目镜（靠近眼部的镜片）穿过承载目镜（一般的眼镜玻璃片）］以及翻转式（flip-up，即放大镜以铰链形式固定在眼镜前端，可以上下翻转）。翻转式手术放大镜最为流行，按照光路原理分又有伽利略式（图 1-11）和开普勒式（图 1-12）两种。

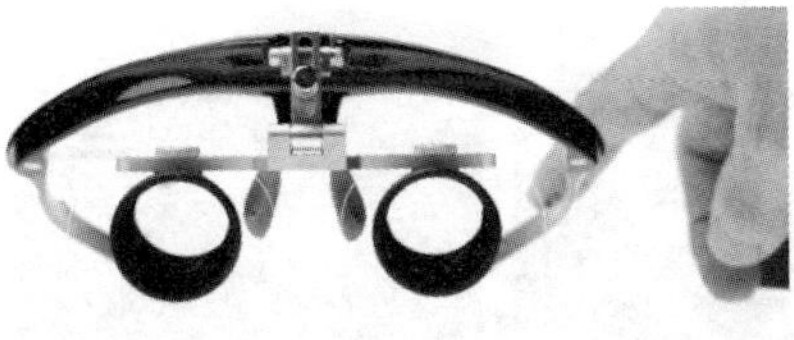
图 1-11　伽利略式手术用双目放大镜

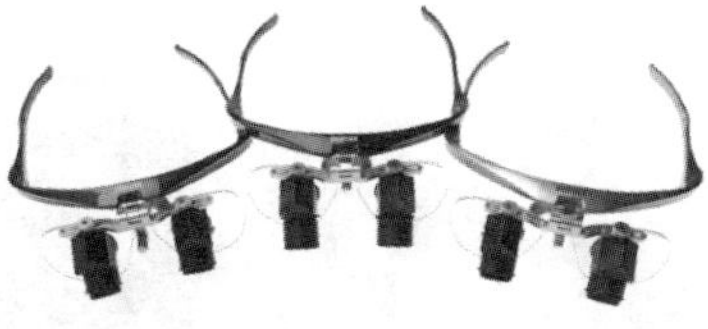
图 1-12　开普勒式双目放大镜

手术显微镜基本上均为双目立体显微镜，可分为小物镜型和大物镜型。小物镜型的优点是结构简单、设计方便、立体感强和像质好，缺点是工作距离和倍率不易改变。手术显微镜可以按照应用科室分类，如眼科手术显微镜、外科手术显微镜、神经外科手术显微镜、五官科手术显微镜，也可按照外形和安装方法分为台式手术显微镜、立式手术显微镜（落地式）（图 1-13）和吊顶式手术显微镜。

手术显微镜的结构一般包括：机械系统、光学系统和电子系统（图 1-14）。机械系统用于固定整个装置，能够灵活自如地将观察和照明系统移到手术所需要的位置。电子系统主要由集成电路、齿轮、微型电机等组成。使用者用手或脚操控开关，使显微镜能灵活、准确地移动、调焦、变倍和控制光源。光学系统也称为光路系统，包括观察系统和照明系统。多数手术显微镜的观察系统有两个：术者观察系统（图 1-15）和助手观察系统。其配置方式有不同轴不对称（术者视场清晰，助手视场不清晰且观察角度不同）、不同轴对称（术者和助手视场清晰度相同但观察角度不同）和同轴对称（术者和助手视场清晰且观察角度一致但照度低于不同轴系统）三种。照明方式分为：①内照明：照明光束来自显微镜本体内部，照射方向与观察光路同轴，适合于深部照明；②外照明：光源位于显微镜外，分

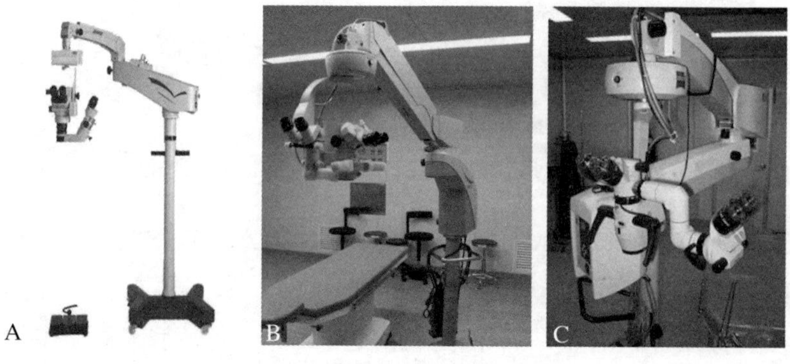

图 1-13　眼科手术显微镜

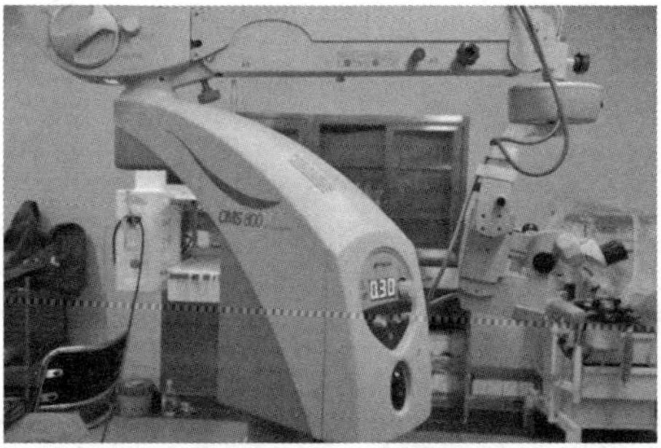
图 1-14　显微镜控制面板

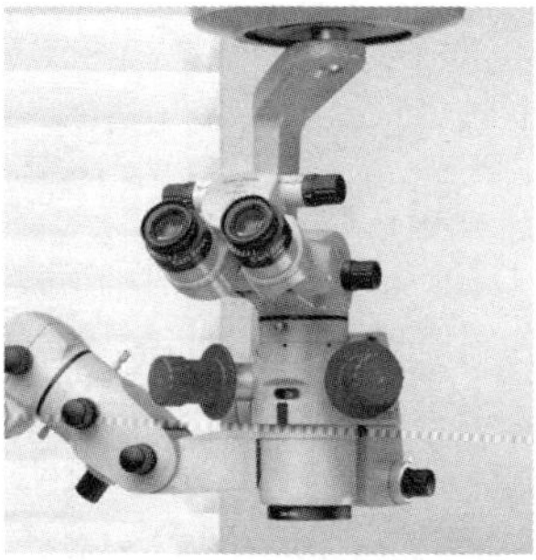
图 1-15　显微镜术者目镜

为同轴和不同轴照明系统两种，不适合深部照明。某些手术显微镜同时具有内、外两种照明系统，以及带有裂隙灯显微镜的照明系统。高质量的眼科手术显微镜具有完全同轴的光源。

五、手术显微镜的使用

设备的认识

手术显微镜的使用应遵循以下流程。

（一）评估

评估手术间环境，显微镜安全置于手术使用方便适宜处。

（二）实施要点

1．仪表

（1）着装整洁，规范。
（2）指甲平短、清洁，不涂指甲油。
（3）不戴耳环、手镯和戒指。
（4）口罩、帽子佩戴规范。

2．用物 显微镜及电源连接线、防尘布罩、医用无菌保护套。

3．操作步骤

（1）洗手，戴口罩。

（2）检查用物是否齐全。

（3）卸下显微镜防尘布罩，湿式清洁。

（4）松开显微镜底座的固定装置，移至适当位置，固定。

（5）插上电源插座，开启电源开关。

（6）松开各关节按钮，将目镜、助手镜移至便于套医用无菌保护套的位置，避免碰撞。

（7）根据手术医生的要求调整目镜。

（8）建立电脑工作站信息，输入患者姓名、住院号、手术名称等。

（9）手术开始后，器械护士套好医用无菌保护套，重点要固定目镜、助手镜及物镜，避免影响术者操作。完成后，上抬镜头，保证无菌，避免污染。

（10）待需使用显微镜时，巡回护士移开手术无影灯，协助医生将显微镜移至适当位置并固定，开启光源开关，将光源强度调节至合适处（从最小亮度开始），禁止调节至最高亮度，将显微镜对准手术野。

（11）电脑工作站处开始录像。

（12）显微镜使用完毕，电脑工作站资料保存。

（13）将光源调至最小亮度后，关闭光源开关，移开显微镜，保持无菌，便于再次使用。

（14）手术结束后，撤去无菌保护套，将目镜、助手镜向上、向内收拢，避免碰撞。将显微镜各臂还原至最小单位，锁定。

（15）关闭显微镜电源开关，拔下电源插头，整理电源线并妥善放置，将显微镜移至手术间合适位置并固定。

（16）湿式清洁显微镜，镜头表面用拭镜纸擦拭，操作时应按照从中央到周边的顺序。

（17）套好防尘布罩。

4．注意事项

（1）移动显微镜时注意保护目镜、助手镜及物镜，不可碰擦。

（2）必须两人一起移动显微镜，以免发生倾倒。移动到位，立即锁定。

（3）清洁显微镜时禁止使用有腐蚀性的清洗液或消毒液，镜面必须用拭镜纸擦拭。

（4）开光源开关时注意先检查光源强度旋钮，一定要处于最低亮度，以免开启光源开关时损坏灯泡。

（5）操作过程中注意无菌保护。

（6）更换显微镜灯泡时注意灯泡功率，一定要与显微镜的要求一致。

（7）尽量减少显微镜的移动。

5．故障排除

（1）通电开机后电源标志熄灭，排查保险丝、电源插头或插座。

（2）通电开机后电源标志正常，灯泡不亮，排查保险丝、灯泡、亮度调节或灯泡开关。

（3）通电开机后电源标志正常，灯泡亮，控制脚踏失灵，检查脚踏连接及设置。

（4）参考显微镜配置的说明书。

（曹晓光）

第三节　基础显微外科器械

显微手术器械通常包括显微手术镊、显微手术剪刀、显微手术持针器、微血管止血钳、动静脉夹、血管靠拢器、小血管测量尺、冲洗针、双极电凝、缝线（12-0 至 6-0）等。

一、显微剪

显微剪在显微手术时用于精细修剪血管、神经组织或分离组织间隙，也可用于 12-0 至 6-0 缝合线剪线，不可用于修剪其他组织和物质。显微剪的头部可分为直头和弯头（图 1-16）。

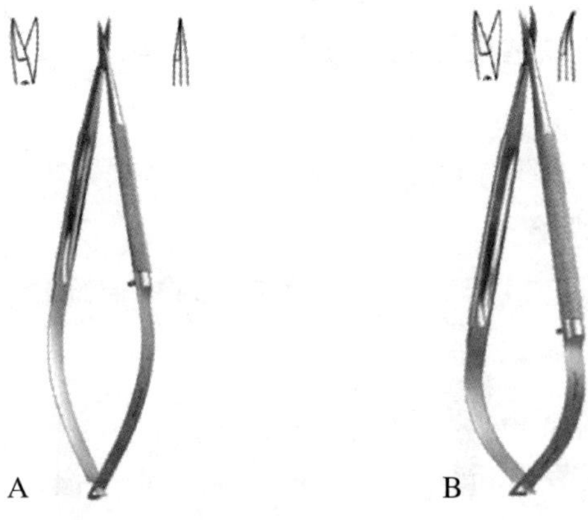

图 1-16　显微剪

二、显微持针钳

显微持针钳供显微手术时夹持缝合针用，持针、缝合、打结。显微持针钳的头部可分为直头和弯头（图 1-17）。

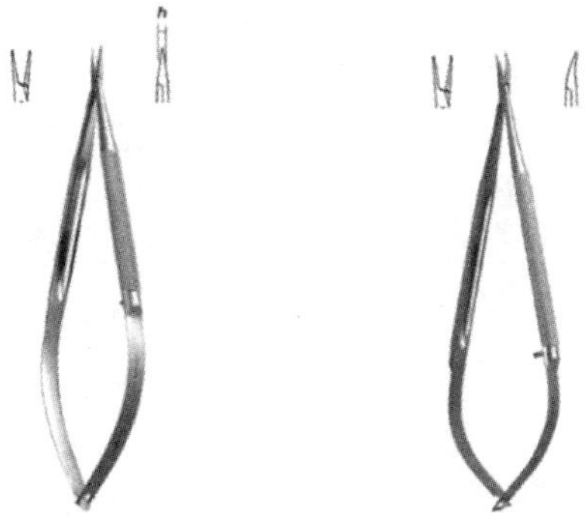

图 1-17　显微持针钳

三、显微镊

显微镊（图 1-18）在显微手术中分离组织、捏夹软组织或做小血管、淋巴管吻合时使用，持线、打结、分离组织。头部可分为直头和弯头，有些其上有圆孔。

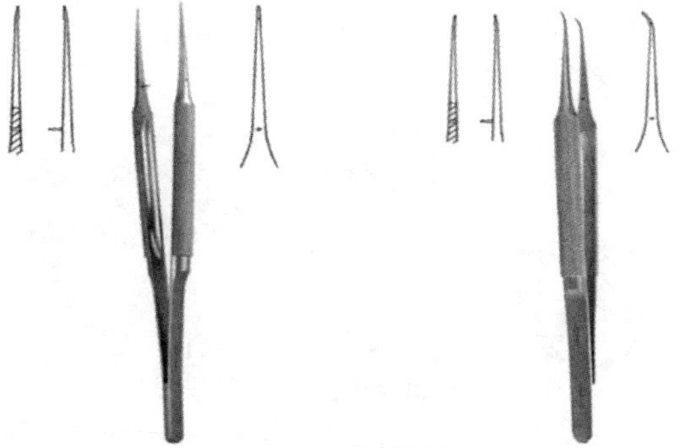

图 1-18　显微镊

四、微血管止血钳

微血管止血钳（图 1-19）用于夹持、分离组织。

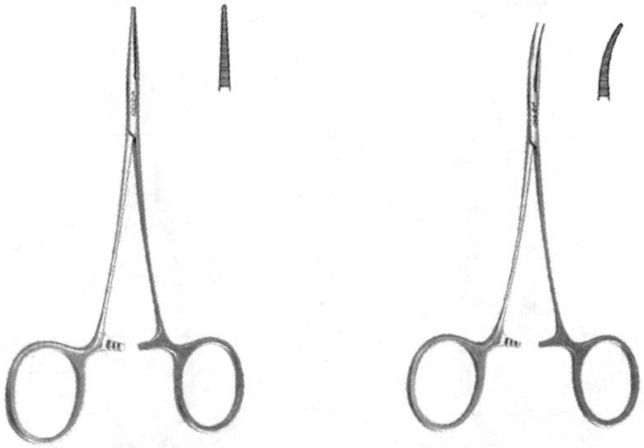

图 1-19　微血管止血钳

五、小血管测量尺

小血管测量尺（图 1-20）用于测量小血管口径。

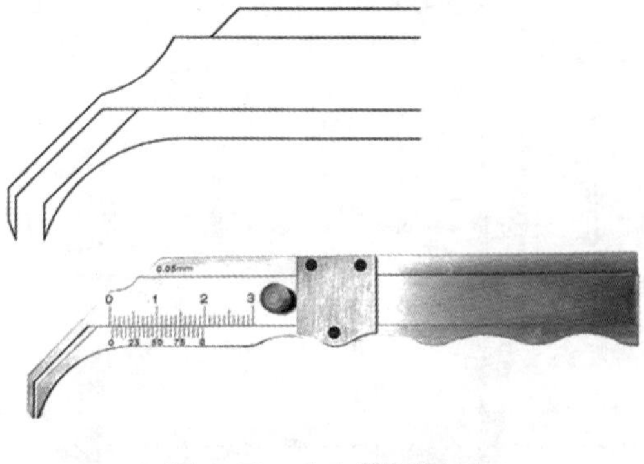

图 1-20　小血管测量尺

六、血管夹

血管夹（图 1-21）用于阻断血管血流。

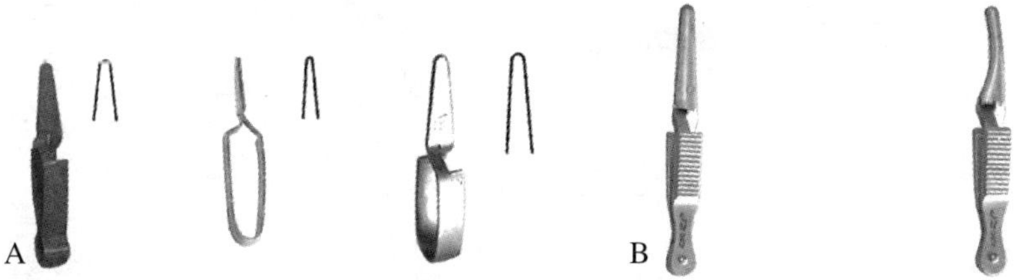

图 1-21　血管夹

七、冲洗针

冲洗针（图 1-22）用于缝合微血管时扩张冲洗微血管。

图 1-22　冲洗针

八、显微合拢器

显微合拢器（图 1-23）用于微血管合拢吻合。

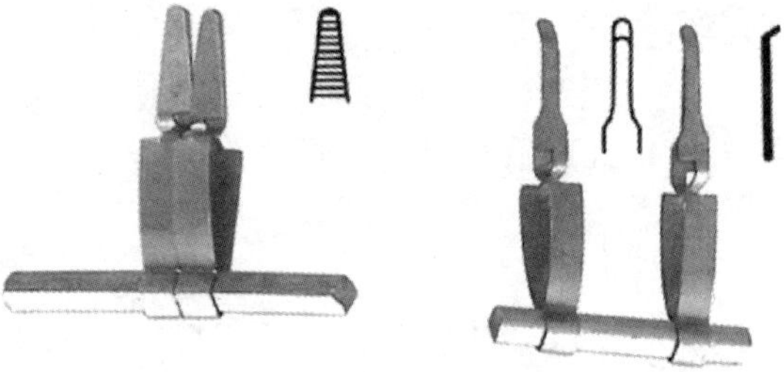

图 1-23　显微合拢器

九、双极电凝器

双极电凝器（图 1-24）用于术中止血，电灼 1.0 mm 以下的血管及分支。

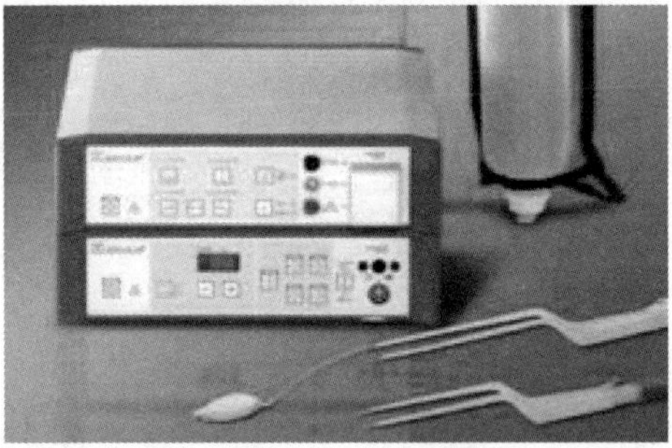

图 1-24　双极电凝器

十、缝合线

在显微外科手术中，从 12-0 到 6-0 的缝合线都是需要的。吻合直径大于 3 mm 的血管、神经时一般使用 7-0 的缝合线；吻合直径为 1～3 mm 的血管、神经时使用 8-0 或 9-0 缝合线；

吻合直径小于 1 mm 的血管、淋巴管时使用 11-0 的缝合线。

（杨　锴）

第四节　基础显微外科操作训练

一、显微外科技术训练要求

根据显微镜下手术操作的特点，在显微外科技术训练过程中，应按以下要求操作。

1．先应将手术显微镜安放妥当，调整目镜与术者瞳孔之间的距离，消除复视，达到手术野的物像清晰，有立体感。一般吻合口径 1～2 mm 时放大 6～10 倍，小于 1 mm 时放大 10～16 倍。

2．训练手的动作要轻柔、稳健，动作幅度要小，避免越出视野范围的抖动。要求对显微镜下看到的组织位置感觉准确，能够很快从视野外抵达视野内的手术部位。

3．训练切开、缝合、打结、剪线在一个平面上进行，避免上下移动，出现视物模糊现象。还要求在手术中能够适应多种放大倍数和景深。

4．训练将前臂靠在手术台面上，通过发挥拇指、示指和手腕的协调动作使用器械。

5．训练眼睛不离目镜，在镜下练习切开、分离、缝合、打结等基本操作，并训练迅速定位，掌握多种器械的使用，做到眼不离目镜，双手能更换器械。

6. 训练眼睛离开和返回目镜时，眼肌有迅速的调节能力。

7. 训练术者与助手之间的配合，两人都应经过显微外科技术的训练，了解显微镜下操作的特点，明确手术的全过程，熟悉手术操作的顺序和方法。

8. 显微外科技术训练要求达到高度微创、高度精细和高度准确。

二、显微外科基本技术

显微外科基本技术有别于一般外科基本技术。外科医生在进行显微外科小管道吻合时，一定要在显微外科基本技术方面有一个适应和再训练的过程。

1. 显微切开和分离技术 为使组织切开时损伤小、准确，一般使用 11 号刀片或 15 号刀片，使切开技术犹如微雕技术一样。显微组织分离以锐性分离为主，用尖头刀片或锐利剪刀分离。

2. 显微组织提持技术 使用尖头、无齿的显微镊子提持组织。显微外科小管道吻合时，只用镊子提持小管道外膜，避免损伤内膜。

3. 显微组织的牵引显露技术 手术野的显露，均采用手外科小拉钩；血管、神经的牵开，常采用薄的橡皮片牵引。血管吻合时，多用小型自动撑开器显露手术野。

4. 显微外科的结扎及止血 止血常应用双极电凝器。所吻合血管的分支的止血则以结扎为主，可以使用微钛夹。

5. 显微外科的清创技术 要求尽可能清除坏死组织，创造具有良好血供的血管床和神经床。采用无损伤的清洗可以减少感染。

三、显微血管吻合方法

显微血管吻合的方法有5种：缝合法、套管法、粘合法、机械吻合法及热凝吻合法，目前以缝合法较为常用。

（一）显微血管吻合原则

1．微创技术 显微血管缝合时，勿使锐器进入血管腔或用镊子夹持血管壁，以免损伤血管内膜，导致血栓形成。应不断用肝素普鲁卡因或肝素生理盐水滴于血管表面，保持血管湿润。

2．彻底清创血管使其成为正常的血管 在实验外科中，动物的血管都是正常的，但创伤引起的血管断裂在缝合前必须将损伤的血管段彻底清创切除，使其达到正常为止。

3．口径一致，张力适当 缝合的血管尽量保持口径相似。当口径不一致，且小于另一断端血管直径的1/2时，宜行端侧吻合。两断端血管靠拢缝合后张力要适当，张力过大，易引起吻合口漏血；血管过长，张力过小则可导致血管扭曲，影响血流。

4．切除血管外膜 切除血管断端外膜，以免缝合时将其带入管腔，引起血栓形成。

5．准确进针，针距、边距均匀 血管缝合的进针应一次性完成，切忌反复穿刺血管壁。缝合血管的针距和边距视血管直径与管壁厚度而定，一般针距为0.3～0.5 mm，边距为0.2～0.4 mm。

（二）显微血管吻合技术

显微血管吻合具体操作可分为端端吻合和端侧吻合两类。

显微血管吻合技术

1．端端吻合

（1）放置止血夹与背衬：止血夹放置方向应与血管纵轴垂直（图 1-25A），位置距断端 4～5 mm；然后在血管深侧衬入一片约 1 cm × 1 cm 的淡黄色或淡蓝色硅胶薄膜作为背衬。

（2）外膜旁膜的修剪：用血管镊将血管外膜旁膜夹住并牵向断侧，使外膜旁膜尽量被拉出，用剪刀将过长的外膜旁膜剪去（图 1-25B）。一般剥离吻合口周围血管外膜的长度为 2～3 mm。

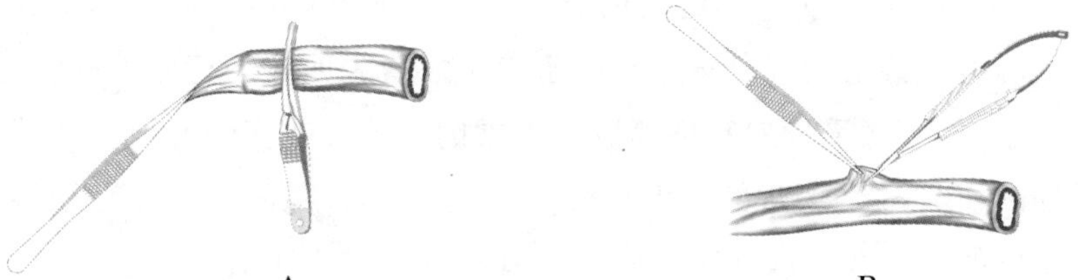

A　　B

图 1-25　血管端端缝合技术

（3）断口的冲洗与扩张：断端的血管腔如有血液或血块存在，可用肝素盐水（100 ml 生理盐水内含 12.5 mg 肝素）冲洗干净。若血管断端有痉挛，为便于自外膜进针，可用血管镊或持针器准确伸入血管腔做轻柔扩张。

（4）进针的方法：进针的方向应与血管纵轴平行，针刺入时，除看准针距与边距外，应尽量使缝针与血管壁垂直。缝针一般先从右侧由外向管腔进针，经断口后自左侧管腔由内向外出针，同时用左手血管镊进行反压。由外向内缝时，可用尖头镊伸向血管腔内进行反压，使缝针自镊头尖之间出来。由内向外时，则用镊边反压或夹住外膜进行反压。

（5）进针的顺序：二定点端端缝合法（即 180° 缝合法）（图 1-26）。以缝合 6 针为例，方法是：理顺血管，确认无扭曲，在血管 0° 方位缝合第 1 针。

每次进针时防止针尖刺入对侧管壁，从管腔外进针，边距为管壁厚度的 2 倍，进针方向与血管外壁垂直，针自内壁刺入另一端同侧管腔，垂直穿出血管壁，顺针弧度出针，边距对称，引线顺利，打 3 个方结。

在 180° 方位缝合第 2 针。血管正面第 1 针和第 2 针中点缝合第 3 针。第 1 针和第 3 针中点缝合第 4 针。在第 2 针和第 3 针中点缝合第 5 针。

翻转血管，背面朝上，肝素盐水再次冲洗管腔，在血管背侧第 1 针和第 2 针中点缝合第 6 针，在第 1 针和第 6 针中点缝合第 7 针，第 2 针、第 6 针中点缝合第 8 针。

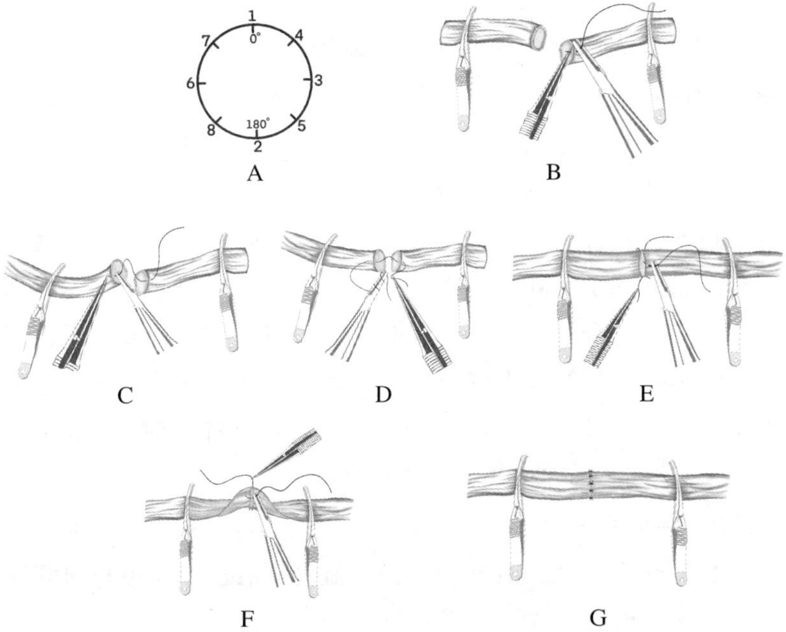

图 1-26　二定点端端缝合法

吻合最后一针前用肝素盐水冲洗管腔。

吻合过程中勿大力牵扯血管或直接钳夹血管。操作过程中始终保持掌控针的动向，未出现飞针、跳针，没有断针的情况。镊尖勿刺破血管壁、损伤血管内膜（包括撕扯和反复针刺等）。

2．端侧吻合

端侧吻合技术与端端缝合相似，其不同之处为血管壁的开孔。

（1）血管壁的开孔：端侧吻合通常将供区血管的末端与受区血管的侧壁裂孔缝合。供区血管端剪成45°斜面，受区血管侧壁剪成椭圆形裂孔，裂孔周径宜与缝合的血管断端口径相同。选定受区血管侧壁开孔部位后，先要剪除开孔部血管外膜旁膜，用小镊子夹将开孔处血管壁轻轻提起，并沿血管的纵轴方向剪去血管壁。

（2）缝合顺序：先缝合血管最远心端与最近心端的两针，使吻合口对合后打结，暂不剪线以留作牵引。然后依次缝合前壁中间的一针，再缝合上述三针间的两针。前壁缝合完毕后，将血管翻转，用血管镊轻轻提起血管壁，通过后壁自血管腔查看上述5针缝合的情况。然后缝合后壁中间的1针，接着缝合邻近后壁中间1针的最后2针，血管端侧缝合完毕。如缝合部位较深，血管翻转有困难时，缝合顺序应做相应调整。仍以缝合8针为例，一般可先缝合后壁中间的1针，以后依次缝合邻近第一针的2针、最近心侧与最远心侧的2针、前壁中间的1针、最后缝合邻近前壁中间1针的2针。

3．评估标准

（1）缝合后的血管通畅，松开血管夹后模拟血可自血管另一端自然流出。

（2）吻合口无明显渗漏。

（3）取下血管，用26G软针头从管腔内顺利通过吻合口，无阻力、抵抗感。

（4）纵向剖开管腔，缝线未缝至对侧血管内膜。

（5）缝合针距均匀、边距对称。

（6）吻合口血管壁轻度外翻，边缘无内翻和卷折。

（7）线结无松动。

（杨　锴）

第五节　显微外科助手的配合

一、充分显露术野

帮助术者显露手术视野对于手术的顺利完成十分重要。在手术过程中，由于术野出血、电刀切割组织后产生的烟雾都会影响术者的视野，从而影响术者操作的准确性。因此，当术野出血时，助手需及时使用吸引器将术野出血处血液吸除；当术野渗血但一时又无法找到出血点时，可通过使用生理盐水冲洗寻找术野渗血区帮助术者及时快速止血；当术野显露不全时，可使用合适大小的拉钩帮助术者显露术野；当在显微镜下操作时，及时根据手术进展情况调整术野的焦距，使术者能清晰地观察术野，以保证手术安全顺利进行。

二、协助术者完成操作

显微外科学是研究利用光学放大设备和显微外科器材进行精细手术的学科。术中进行显微操作时，术者眼睛不能离开显微镜，助手需根据术者需要，及时将术后暂时不需使用的器械接走，更换术者需要的手术器械，从而保障手术安全有序进行。例如，术者使用双极电凝电凝血管后，一般需要用显微剪将电凝后的血管剪断。助手需要及时接过术者的双极电凝，并将显微剪递给术者。

在显微操作中，助手也需协助术者完成一些操作，如在做血管吻合时，助手使用器械协助术者完成缝合工作。

三、准确及时传递器械

在进行血管吻合等精细显微镜下操作时，术者眼睛不能离开显微镜。因此，传递器械要准确及时，以减少术者操作的时间，为手术的成功奠定时间基础。显微镜上有录像装置，器械护士可通过显示屏中术者的操作情况，准备相应的器械及材料，提高手术配合的主动性。

四、协助降低感染风险

助手在配合术者操作过程中应注意无菌操作（传递器械不应在术者背后传递），以降低术后感染的发生率。助手要及时将术区术者暂时不需要使用的器械传递至器械护士处，以避免因不小心碰脏而造成的污染，降低器械污染的风险。手术操作过程中，助手应及时调整控制显微镜物镜与术区间的距离，防止手术器械与物镜接触，从而引起污染。

五、及时取走术野中不需要的纱布棉片

在手术过程中，当使用的止血棉片在被血液等浸湿后不能很好地发挥止血、吸血等作用时，应及时将棉片等移至器械护士处，这样一方面可以降低术野周围污染的概率，另一方面便于器械护士在术中、术后核对棉片的数量，这对于保证患者安全起着重要作用。

六、保持手术器械干净

在显微手术操作过程中，助手应及时清除手术器械上的血痂、血迹，保证术者操作的连贯性和顺畅性，这对于手术的顺利完成发挥着重要作用。如在术者使用电刀切割组织后，及时使用刀片等将电刀上的组织刮除；在术者使用双极电凝后及时将电凝上的血痂刮除。

（周景儒　欧阳佳）

第二章

显微外科基本操作

第一节　血管吻合

一、血管吻合训练准备

1．练习模型　鼠尾动静脉或鸡翅、鸡腿动静脉。

2．光学设备　推荐使用教学用手术显微镜。其稳定性高，可选择的放大倍数多，更接近于真实手术操作环境，推荐有条件的单位采用。无手术显微镜者，亦可使用头戴式手术放大镜完成部分训练。淋巴管静脉吻合的训练需在可提供 20 倍以上光学放大的手术显微镜下进行。具备荧光造影功能的手术显微镜尤佳。

3．所需器械及用品　包括背景片、血管夹、显微剪、显微持针钳、显微镊 2 把（尖端宽度 0.15～0.3 mm）、软管冲洗针头、肝素盐水及 8-0、9-0、10-0 的 Prolene 线等。

4．麻醉　使用鼠尾血管练习时需要使用 4% 水合氯醛溶液对大鼠进行腹腔注射麻醉，通常麻醉剂量为 0.1 ml/10 g。观察到大鼠心脏搏动正常，无明显反抗时说明麻醉满意。一般麻醉效果可持续 1～2 小时。如需要可后续追加麻醉剂量。如使用鸡翅或鸡腿血管进行练习，则不需要麻醉。购买冰鲜的鸡翅或鸡腿即可，简单实用。

5．动物练习模型的固定　显微外科对操作平面稳定性要求极高，进行相关显微外科操作时必须妥善固定动物模型。麻醉后大鼠的前肢与后肢可用大头针或注射器针头固定在托盘上。

使用鸡翅或鸡腿作为练习模型时，应尽量选择稳定的平面摆放托盘。

6．显露

（1）鼠尾动静脉的显露：使用11号或15号刀片沿鼠尾背侧长轴纵行切开鼠尾皮肤。注意控制切开力度，以免过深伤及血管神经。使用显微蚊氏钳小心分离皮下，鼠尾血管可见时，使用3-0或4-0慕丝线将皮肤及皮下组织牵引缝合固定。使用显微剪、显微镊、显微蚊氏钳小心分离血管周围结缔组织。于拟行血管吻合练习的血管床区域游离鼠尾动脉，剪除血管周围的结缔组织。使用血管夹夹闭动脉远近心端，阻断血流。用肝素盐水冲洗，剪除多余外膜。

（2）鸡腿动静脉的显露：将鸡腿妥善安放于操作台上，必要时可使用大头针固定。使用10号或22号刀片纵行切开鸡腿皮肤。裸眼下锐性分离肌层至股骨附近，注意不要损伤血管神经束。于肌间沟附近发现股血管神经束。一般此处股动脉、股静脉直径约为1.5～3 mm。在放大6～8倍的视野下，使用显微剪、显微镊、显微蚊氏钳小心分离血管周围结缔组织。于拟行血管吻合练习的血管床区域游离股血管，剪除血管周围的结缔组织。使用血管夹夹闭动脉远近心端。于两血管夹中点处剪断血管，提拉血管外膜，剪除多余外膜。用肝素盐水冲洗，即刻准备血管吻合。

（3）鸡翅动静脉的显露：将鸡翅妥善安放于操作台上，必须使用大头针固定方能获得稳定的操作平面。使用10号或22号刀片纵行切开鸡翅皮肤。初学者建议使用靠近翅根部的血管，管径约为1.5～2 mm。翅中段肌间沟血管较细，管径约为0.8~1.2 mm，可供进阶学习者练习。在放大8~16倍的视野下，使用显微剪、显微镊、显微蚊氏钳小心地分离血管周围结缔组织。于拟行血管吻合练习的血管床区域游离动静脉血管，剪除血管周围的结缔组织。使用血管夹夹闭动脉远近心端。于两血管夹中点处剪断血管，提拉血管外膜，剪除多余外膜。用肝素盐水冲洗，即刻准备血管吻合。

二、端端吻合

使用血管夹阻断血流，剪除部分外膜。第一针先从血管背侧断端开始吻合。自管壁外侧面进针，与管壁垂直穿过管壁全层，顺缝针的弧度出针。另一断端自管壁内侧面进针，与管壁垂直穿过管壁全层，顺缝针的弧度出针。使用器械打结。每针至少打 3 个结。第二针自第一针旁管壁外侧进针，方法同第一针。第三针自第一针的另一侧进针，与第二针分别分布于第一针的两侧。依此次序逐步完成 6～8 针的吻合。最后一针位于术者侧管壁正上方。完成吻合后，检查吻合质量，必要时加针。吻合过程中用肝素盐水冲洗，以保持血管湿润、术野清晰。

三、端侧吻合

为了保持知名血管的连续性及肢体远端血液循环，可采用血管端侧吻合法重建游离组织的血液循环。将移植的血管端剪成 30° 斜面，动脉斜面锐角朝近端，静脉斜面锐角朝远端。估量该斜行断面口径形状后，在行经的主血管段间用 2 个血管夹阻断血流，在血管的前壁用 9-0 缝线缝穿预定作开口的血管壁，提起两缝线，使该管壁出现一个小丘，用显微弹簧剪剪除该小丘，形成一个椭圆形血管缺口，使缺口大小等于或稍大于移植血管的斜行断面即可。把已剪成的斜行断面呈钝角的一端先与主血管缺口的远侧（静脉为近侧）做水平褥式缝合，把锐角的一端与主血管缺口的近侧（静脉为远侧）再做水平褥式缝合，然后在两侧中点各做褥式缝合而形成四定点褥式缝合，最后根据血管口径在四定点之间间断加缝 1 针或 2 针。

四、侧侧吻合法

该吻合方式在临床上应用较少，主要用于门 - 腔分流、主 - 肺动脉分流以及构建动静脉内瘘等。将待吻合的两血管靠近，并用特制的血管钳夹住吻合部位的侧壁，做相对应的两个纵向切口。为使操作便利，两血管的后壁在腔内进行缝合。大血管的吻合可做连续缝合。

（毕　晔）

第二节　神经吻合

以神经损伤处为中心，按神经显露切口切开皮肤。从神经断端近远侧正常部位游离至断裂部位，将两断端完全游离后，切除病变段神经。通过游离神经、屈曲关节、轻柔牵拉神经或神经移位等方法克服神经缺损。在无张力下端端缝合神经。

一、端端吻合

对于没有缺损或缺损比较小的神经以及可以无张力直接缝合的周围神经断裂伤，神经外膜缝合和神经束膜缝合的修复方法是临床上比较常用的修复方法。两种方法各有优缺点。神经外膜缝合手术难度小，技术门槛低，不需要特殊器材，但有观点认为其很难准确缝合对应神经束，易导致神经束强迫性对应、错位生长。神经束膜缝合手术操作难度大，技术要求高，耗时长，术中准确定位困难，而且神经束在神经干内还存在反复分支与组合的情况，盘根错节，目前准确地区分神经干内的不同功能神经束仍然存在很大困难。已有很多学者通过试验、临床数据表明，两种吻合方法的临床修复效果无显著差异。

1．神经外膜吻合术

（1）显露及游离：在空气止血带充气后，按周围神经显露途径显露损伤的神经。一般从两端的正常组织开始，沿神经干逐渐向断端分离，直至两断端完全游离。神经断端游离的长度以两端神经能对合为宜。

（2）切除神经瘤：在6×手术显微镜下，牵引神经瘤，用锐利刀片在接近正常神经处切除神经瘤（如为新鲜断裂伤，则切除断端的挫伤部分），直到断面密布乳头状突起。神经的损伤部分及瘢痕组织必须彻底切除，以免妨碍神经的再生。断端内有无瘢痕的鉴别方法如下：①手指轻扪神经断端内有无硬结，如有硬结，可能仍有瘢痕组织残留；②用20×至25×手术显微镜观察断端。正常神经束断面呈淡黄色，稍自束膜突出，束膜境界清晰，束间组织疏松。

（3）切除神经断端周围的瘢痕组织，使缝合后的神经位于血运良好的组织床内。

（4）止血：放松空气止血带，彻底止血。对于神经断端出血处，先用盐水棉球压迫止血，如仍出血，可在手术显微镜下用9-0缝线结扎，或用双极电凝器止血。

（5）对合神经束：尝试将两断端对合，如无回缩，说明两断端可在无张力下对合。在手术显微镜观察下，先将两断端的营养血管及系膜旁膜对合。再根据断面上神经束的大小及位置逐一对合。

（6）外膜缝合：在两断端对应的0°及180°两处，用7-0至9-0无损伤针线缝合外膜各1针，打结后留作牵引。然后同小血管端端缝合术一样，在两定点线之间，做间断等距缝合。前侧外膜缝合完成后，将神经断端翻转180°，用相同的方法缝合后侧外膜。缝合必须在手术显微镜下进行，打结的松紧度以两断端神经束刚刚对合为度，过紧可引起神经束卷曲。缝合过程中，如有神经束外露，可用镊子轻轻推入，继续对合（图2-1）。

2．神经束膜吻合术（图2-2）

（1）显露及游离：在空气止血带充气后，按周围神经显露途径显露损伤的神经。一般从两端的正常组织开始，沿神经干逐渐向断端分离，直至两断端完全游离。神经断端游离的长度以两端神经能对合为宜。

（2）切除神经瘤：切除神经瘤的方法与神经外膜缝合相同。切除神经瘤后，将两断端的外膜环状切除5～10 mm，使神经束裸露。另一种方法是将接近神经瘤的正常外膜纵行切开并环状切除5～10 mm，再将正常的神经束分成4～6个束或束组，然后沿神经束或束组向断端分离，直到接近瘢痕组织或神经瘤

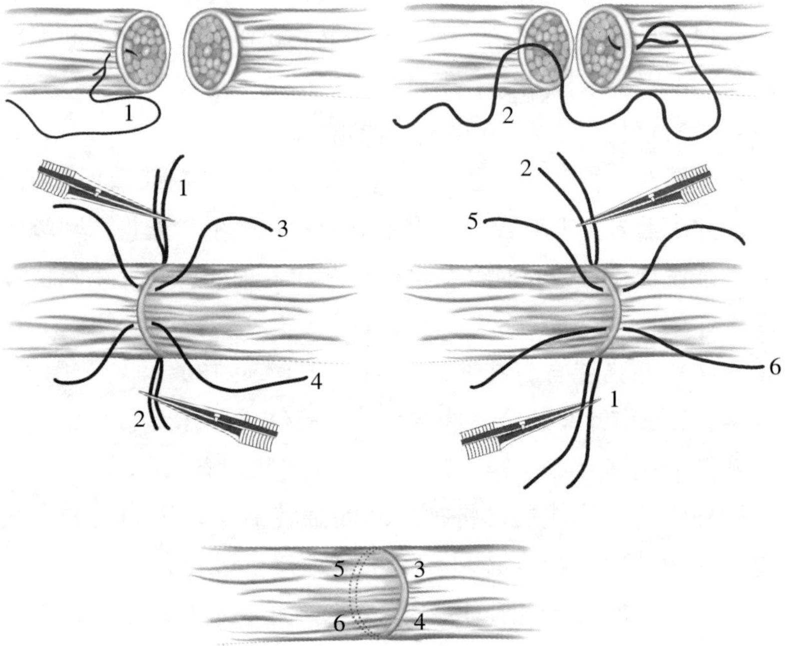

图 2-1　神经外膜吻合术

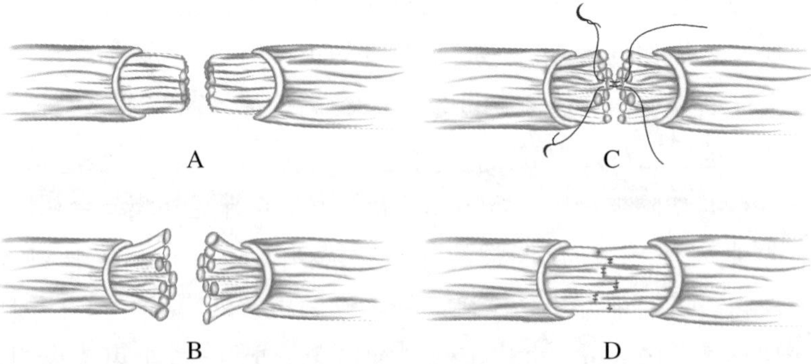

图 2-2　神经束膜缝合术

时切断，露出正常神经束的断面，并使这些断面处在不同的平面上。

（3）对合神经束：理论上应将两断端的运动神经束和感觉神经束正确辨认，对应缝合，则效果良好。区分运动神经束与感觉神经束的方法虽然很多，但简单实用的方法很少，临床上采用的方法有：①参考 Sunderland 不同神经断面的神经束分布图，将两断端的运动束和感觉束分别对合；②用生理电刺激远端各神经束或束组，凡引起远侧肌肉收缩的，为运动神经束；没有反应的，为感觉神经束。同样刺激近端各种神经束或束组，凡引起病人疼痛的，为感觉神经束；反之，为运动神经束；③先对合两断端的营养血管及神经系膜，然后再根据神经束或束组的大小、形态及位置分别对合。

可根据检查结果，将两端的感觉束和运动束分别对合在一起，准备缝合。

（4）止血：松开止血带，彻底止血，特别注意神经断端的止血。

（5）吻合方法：对合神经束表面的营养血管后，在距神经束断端约 20 mm 的外膜 0° 及 180° 处，用 7-0 无损伤缝线各缝合 1 针，拉拢打结，拉拢程度以神经束断面刚刚接触为度。此时如有神经束断端对合不良，可再将其修整对合。外膜缝合 2 针的目的，一是减少神经断端的张力，二是防止断端扭转，使神经束能准确对合。用 9-0 或 11-0 无损伤缝线缝合较粗的神经束或束组，缝针只穿过束膜，切勿太深，以免穿入神经纤维。束组缝合时只缝合神经束周围的结缔组织。每根神经束缝 1～3 针，束组可再加缝 1～2 针。缝线不可过密，打结不可太紧，以免神经束卷曲。一般先缝合断端中央的神经束，再缝合接近外膜的神经束。当大部分神经束缝好后，可用镊尖将一些细小的神经束对合，稍等片刻，组织液凝固后，可使其黏合，而不需缝合。调转外膜牵引线，将神经断端翻转 180°，缝合后侧的神经束。检查神经束对合满意后，可以拆除外膜牵引线；假如神经断端有张力，也可保留牵引线。

二、端侧吻合

端侧吻合是指将受损神经的远端缝合到邻近的正常神经侧壁，诱导正常神经长出侧芽，伸入受体神经，使损伤神经获得再生。Balance 等于 1895 年首先报道将面神经（受损神经）与副神经行端侧缝合以治疗面瘫的技术；然后国内外许多学者采用该技术在动物模型以及临床上均取得了一定效果。但目前学界普遍认为，端侧吻合修复效果远不如端端吻合，有损伤供区神经的风险，只能适用于大段神经缺损且无可供移植的神经损伤。

三、侧侧吻合

修先伦等在侧侧吻合大鼠的胫神经、腓神经（受损神经）时，观察到供体神经可以长出侧芽并伸入损伤的神经干。其修复神经的机制目前仍不明确，张国强等认为，神经侧侧吻合是治疗高位周围神经损伤的一种可行方案。

（毕　晔）

第三节 淋巴管吻合

淋巴管吻合相对于血管吻合来说，是临床上应用较少的一种吻合，淋巴管的吻合方式主要有以下几种：单纯的淋巴管吻合、淋巴管静脉吻合。单纯的淋巴管吻合较少见。淋巴管静脉吻合主要应用于淋巴水肿的治疗，可以分为深部淋巴管静脉吻合、浅部淋巴管静脉吻合；浅部淋巴管静脉吻合是目前主要的治疗淋巴水肿的方式。本节主要讲解一下浅部淋巴管静脉吻合。

一、淋巴管和小静脉的特点

首先要明确吻合的浅部淋巴管和小静脉的特点和层次。浅部的淋巴管一般是透明的，管壁菲薄，管径在 0.2 ~ 2.2 mm，一般位于真皮下层以及浅层脂肪内，因此在准备淋巴管时，尤其是刚开始进行操作时，盲目地探查会造成淋巴管不能辨识、容易撕断。小静脉一般位于真皮下方的浅层脂肪内，管径大约为 0.6 ~ 1.2 mm，管壁较淋巴管稍厚，内含血液，显微镜下比较容易辨别。

一般浅表淋巴管与上下肢的主要静脉相伴行，如上肢浅表淋巴管一般与头静脉和贵要静脉相伴行，下肢浅表淋巴管一般与小隐静脉、大隐静脉相伴行。手部浅表淋巴管一般位于手背部，管径为 0.2 ~ 0.6 mm，与手背静脉相伴行，可以于手背静脉的浅面和深面走行。手腕部的淋巴管管径为 0.3 ~ 0.7 mm，与头静脉和贵要静脉相伴行。前臂和上臂的淋巴管也是沿主要的浅静脉分布，多数位于浅静脉的深面或浅面。下肢淋巴管管径为 0.2 ~ 2.2 mm，大多数与小腿及大腿前外侧和内侧的大隐静脉相伴行。

二、术前准备

手术一般可以在局部麻醉下进行，如果为较长时间的手术，患者不舒适时可以考虑进行镇静或全身麻醉。术前需要准备好合适的显微器械、缝线、肝素盐水等。

手术前进行浅部淋巴管及小静脉的标识，并进行吻合部位的标识，标识的方法一种是通过经验进行标识，一种是通过小脉管的成像进行标识。

通过淋巴管与体表浅静脉相伴行的特点，可以对浅表淋巴管的走行进行术前标记，手术时可以进行进一步探查，一般寻找主要浅表静脉周围合适管径的淋巴管与浅静脉的分支进行吻合。

通过影像学检查进行淋巴管及小静脉的显示，皮下小静脉的显示可以通过近红外线显影直接显示。而淋巴管的显示需要进行浅部淋巴管的造影。浅部淋巴管造影的方法主要有两种：吲哚菁绿淋巴管造影和亚甲蓝淋巴管造影。吲哚菁绿淋巴管造影一般用 1 ml 空针分别于第一二指（趾）蹼间、手腕掌面（或踝背侧）、肘部掌侧真皮内注射稀释性吲哚菁绿 0.1 ml，然后进行轻轻按摩便于造影剂被淋巴管吸收从而显示淋巴管，10 分钟后，应用显微镜配备的吲哚菁绿荧光激发及接收设备（INFRARED 800）进行吲哚菁绿淋巴管造影，根据造影显示标记淋巴管，以进行淋巴管静脉吻合。亚甲蓝淋巴管造影注射部位与吲哚静脉基本相同，但是不需要专门的造影仪器，可以直接显示蓝染的淋巴管，两者比较重要的区别在于：吲哚菁绿淋巴管造影能够显示的深度较亚甲蓝淋巴管造影要深一点，一般吲哚菁绿淋巴管造影可以显示皮下 1.0 cm 的淋巴管，而亚甲蓝淋巴管造影仅能显示皮下 1～2 mm 内比较表浅的淋巴管；亚甲蓝淋巴管造影可以直接显示蓝染的淋巴管，而吲哚菁绿淋巴管造影需要专门的荧光显示器才能显示，两种造影可以相互补充。通过静脉及淋巴管的显影，在需要的淋巴管静脉吻合部位进行标识，方便术中进行快速探查识别。

三、淋巴管 - 小静脉吻合的操作

根据吻合的部位采取合适的体位，并选择合适的显微镜。手术时一般应在显微镜下应用 15-0 小圆刀切开皮肤的浅层，避免直接切开皮肤全层，避免切断相应的淋巴管和小静脉。可以在切开皮肤浅层之后，钝性及锐性分离并识别相应的淋巴管及小静脉。分离淋巴管时要较分离血管时更轻柔，避免其被牵拉撕裂。一般可以先分离淋巴管，然后再在其周围选择合适的小静脉进行吻合。淋巴管静脉吻合的方式有端端吻合、端侧吻合、侧侧吻合等多种方式，下面主要介绍常用的三种方式。

1．端端吻合

淋巴管静脉管径比较匹配时，端端吻合是一种比较常见的吻合方法，吻合比较简单，是目前最常用也是初学者应用最多的一种方法，即分别切断淋巴管和小静脉，将淋巴管的远端与小静脉的近端进行吻合，能够比较好地起到引流作用。具体的吻合方法与血管吻合中的端端吻合基本一样，但是无需血管夹，因为淋巴液渗出为无色，小静脉的近端为血液回流，渗出较少。具体的吻合方法为：一般在 10～30 倍显微镜放大下进行，应用 10-0、11-0 或 12-0 的缝线进行缝合，在缝合之前可以先用持针钳将淋巴管及小静脉进行扩张，然后再进行吻合，一般先吻合 12 点处，然后吻合 6 点处，中间吻合 2 点处、4 点处，翻转后吻合 8 点处、10 点处。

2．端侧吻合

淋巴管的侧壁可以与小静脉的近端进行吻合，应用的显微镜倍数及缝线规格与端端吻合相同。首先准备充足长度的真皮下层小静脉，在切口内最远处予以切断，然后将小静脉以合适的角度转移到淋巴管附近；在淋巴管上开一个直径 0.8 mm 的洞，然后将 6-0 的 2 cm 长的尼龙线放入淋巴管内作为一个支架便于导引操作；首先从小静脉 9 点处入针与淋巴管进行缝合，然后缝合 11 点处、1 点处，然后缝合 7 点处、5 点处和 3 点处，最后 3 针缝合时可以先不打结，缝合完成后抽出 6-0 尼龙线，再打结。

3．章鱼法吻合

当多条淋巴管较细小，而只有一条较粗的静脉时，适合进行章鱼法淋巴管静脉吻合。首先需要准备好要吻合的多条淋巴管和小静脉，将 12-0 缝线穿过小静脉管腔，然后分别缝合淋巴管，再次穿过小静脉管腔，将多条淋巴管套入静脉管腔，必要时加强缝合几针小静脉及淋巴管，予以充分固定。

吻合后通畅性的判断方法主要有两种：①可以通过常规方法判断，吻合之后用一把镊子夹闭小静脉端，用另一把镊子轻轻夹住淋巴管，看看淋巴液能否顺利通过吻合口进入小静脉。这种方法的缺点是淋巴液为无色透明液体，术中即使吻合口断

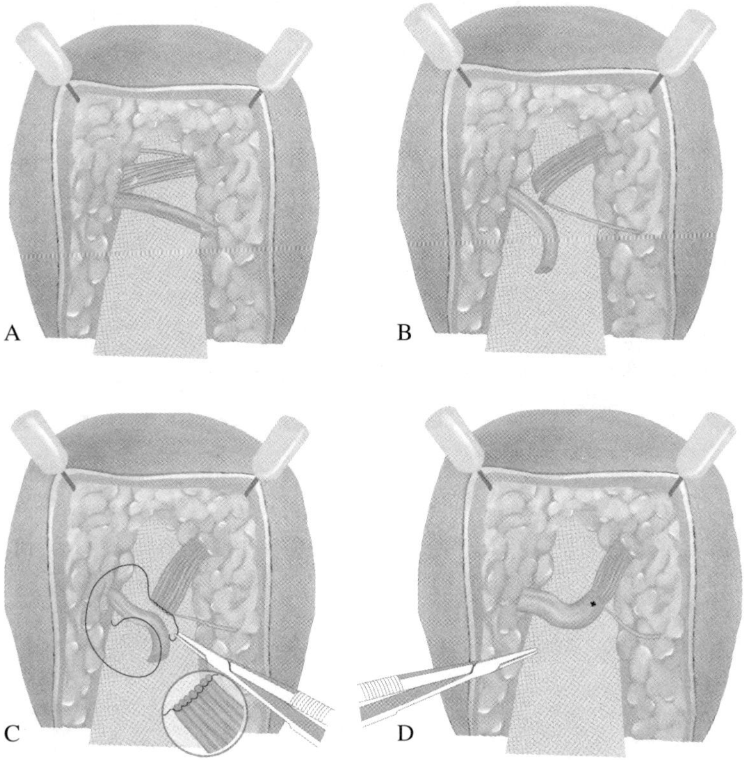

图 2-4 淋巴管小静脉吻合。**A**. 显露静脉和多条淋巴管，用于章鱼法吻合；**B**. 吻合前准备，分离并骨骼化静脉和淋巴管；**C**. 进行吻合；**D**. 完成吻合

裂也仅有少量淋巴液溢出，很可能不能及时判断吻合口的状态；②可以通过造影进行判断，吻合后造影以明确造影剂能否从淋巴管流入小静脉；亚甲蓝淋巴管造影可以使蓝染的亚甲蓝淋巴液流入小静脉，吲哚菁绿造影时可见荧光剂从淋巴管流入小静脉，造影法能够及时发现漏出的造影剂，及时明确吻合口的状态。

一般淋巴水肿术后常规进行局部加压治疗，使得淋巴管静脉吻合达到最好的效果，并具有防止淋巴水肿再发的效果。

（李广学）

第三章

显微外科患者的管理

显微外科手术通常手术时间较长，精细程度较高，尤其是进行小血管吻合的患者，其术前、术中及术后除常规检查、护理、治疗以外，还需要特殊的准备、观察及处置。在此，我们以进行小血管吻合的患者为例，简单介绍其围术期的处理原则。

第一节　术前管理

一、患者的术前准备

术前患者应进行常规术前检查及准备，包括血、尿、便常规，血生化，凝血功能，病毒学检查及心电图、胸片检查，术区备皮等。如患者为择期进行游离皮瓣转移修复，则需要对供区及受区的血管条件分别进行相关检查。如 CT 动脉显像，动脉造影，或使用超声多普勒进行局部测量，并标记供区及受区最佳血管在体表的投影位置，为手术进行定位。需要与患者在术前进行良好的沟通谈话，使其充分了解手术的必要性及可能出现的风险和并发症，签署手术知情同意书。患者术前应充分休息，放松心情。如患者为急诊断肢（指）再植手术，则无法及时进行术前影像学检查，待术中根据具体情况进行血管选择。

二、医护团队的术前准备

医师应仔细分析病例，进行术前讨论，选择最佳手术方式、最佳供区及受区血管。显微外科手术需要良好的团队合作，除主刀医师外，同样需要助手了解病例的具体情况及手术方式，做好术前准备。参与手术的医护团队需要考虑到术中需要使用的器械、缝线，做好充分准备，如显微器械的消毒、备齐显微缝线及血管夹、检测手术显微镜运行情况、检查术中超声设备或造影设备等，尽量减少不必要的手术等待时间。

（刘　岩）

第二节　术中管理

一、患者的术中配合

显微外科手术通常时间较长，操作精细，且手术部位较多，需要患者绝对静止配合，因此，一般选择全身麻醉。患者体位以方便手术为准，且受力部位需要垫体位垫或压疮贴来避免压红及压疮发生，尤其是消毒、铺无菌单时，需要注意面部的保护，避免眼干及面部受压。术中亦需要定时对足跟等部位进行保护，如更换体位垫位置等，尤其注意头部的活动，避免枕部长时间受压，造成局部压痛及毛囊受损脱发等。温度过低可能造成血管痉挛，因此术中可以使用温毯或暖风机维持患者体温。

二、医护团队的术中配合

显微外科手术对稳定性要求极高，因此手术医师首选坐位进行手术。术中保持术区及视野的明亮、清晰，充分调整显微镜到位后完成手术，尽量避免操作中反复调整位置。如果条件允许，可单独准备无菌器械托盘，将显微器械及常用器械放置于就近位置，减少器械的传递，尤其是进行显微缝线时，通常由术者一人完成缝线的取出及收纳。助手在术中应充分配合术者操作，例如固定线尾、剪短缝线等，同时需要保持术区的清洁，如吸出或蘸干影响视野的血液等；另外，还需要定期对吻合血管口及管腔使用肝素生理盐水进行冲洗，避免血栓阻塞及血管痉挛的发生。如果是急诊手术，术中还需要注意伤口的清创，减少伤口感染的发生。

如果术中条件允许，建议应用血管造影装置、超声多普勒或热成像仪等，对血管吻合情况进行测量，确保吻合成功率。术区包扎注意避免血管蒂部加压过大影响血运，通常要留置观察窗，观察皮瓣或断肢（指）的血运情况。

在手术过程中应注意容量的补充，尤其是血管吻合过程中及完成后，患者需要足够的血容量，可以考虑应用低分子右旋糖酐改善微循环。另外，在术后复苏过程中，应尽量平稳，减少挣扎、呛咳等可能对皮瓣、断肢、吻合口造成不良刺激的问题。除特殊情况外，患者一般术后即可清醒，情况平稳即可返回普通病房，不必进入 ICU 恢复。

（刘　岩）

第三节　术后管理

一、患者术后的注意事项

患者术后通常需要卧床静养，减少活动，尤其要避免术区活动，必要时需维持特殊体位；对于生活无法自理者，需要辅助其在床上进行翻身、排便等生活护理。周围温度需严格控制，一般控制在 25℃～28℃，要既不寒冷也不闷热，避免环境温度过低造成血管痉挛，也避免环境温度过高造成出汗增多及皮脂分泌增多，同时必须严格禁烟（包括周围人吸烟）。饮食方面，无需过于苛刻的要求，尽量以营养及易消化为宜，减少辛辣及过分油腻的食物等刺激。

二、医护团队术后的注意事项

显微外科手术后仍存在血管痉挛及血管阻塞等风险，未及时发现上述严重并发症可能导致手术的失败，因此，术后观察尤为重要（表 3-1）。通常术后 48 小时内需每小时观察和记录皮瓣或断肢（指）的血运情况，48 小时后根据情况延长观察间隔时间。观察内容首先是色泽，如色泽苍白，提示动脉血供不足；如色泽暗紫甚至发黑，则提示静脉不够通畅，回流受阻。其次是温度，可应用非接触式测温计测量皮瓣或断肢（指）与周围组织的温度，通常温差不超过 2℃，若温度差距较大，或温度较前次测量突然降低，则提示存在血运障碍。再次是毛细血管充盈实验，使用无菌棉棒或戴无菌手套对需要测量的区域进行适当压迫，使之发白，放松后观察该区域皮肤恢复红润的时间，正常情况下约 2 s 左右恢复；若恢复时间超过 5 s，则提示动脉血供不足；若恢复时间过快，则提示静脉回流不畅。最后，如果条件允许，建议应用多普勒超声等手段对手术血管进行直接测量，这对于血管通畅性可以给出更客观的判断结果。如若发生上述异常情况，通常需要采取措施。当明确存在血运异常时，应果断进行血管探查手术，避免错过最佳手术时机。

表 3-1　血管吻合术后常用观察指标

观察内容	正常	动脉异常	静脉异常
颜色	红润	苍白	青紫或黑
温度	与周围接近	明显偏低	偏低
毛细血管充盈实验	2 s 左右	大于 5 s	小于 1 s

血管吻合术后应常规给予广谱抗生素预防感染，并根据患者情况补充血容量，通常选用低分子右旋糖酐。另外，根据具体情况，可以考虑应用罂粟碱进行扩血管或应用低分子肝素进行抗凝治疗，但需要密切观察伤口引流量。

以小血管吻合为主的显微外科手术过程精密复杂，不仅需要术中仔细的操作，同时也需要术前、术后的准备及辅助观察治疗，上述内容均兼顾到才能完成合格的显微外科手术。

（刘　岩）

第四章

显微外科技术在各学科中的应用

第一节　显微外科技术在眼科中的应用

眼具有特殊的解剖结构及特点（精细、娇嫩），多数眼病的诊断及手术需要在显微镜下进行。眼科显微手术学是显微外科学的一个分支，要求术者借助手术显微镜、特制的眼科显微手术器械及眼科显微缝合针线等对眼组织进行显微手术操作。

眼科相关的显微操作可分为诊断和手术两部分。首先，是眼科诊断学。1886 年，研究人员将双目实体显微镜改造成台架式实体显微镜，后来又经过不断改进，形成眼科临床上最重要也是最基本的检查工具——裂隙灯显微镜（图 4-1），后者在眼科临床上的广泛应用推动了眼科诊断学的发展。

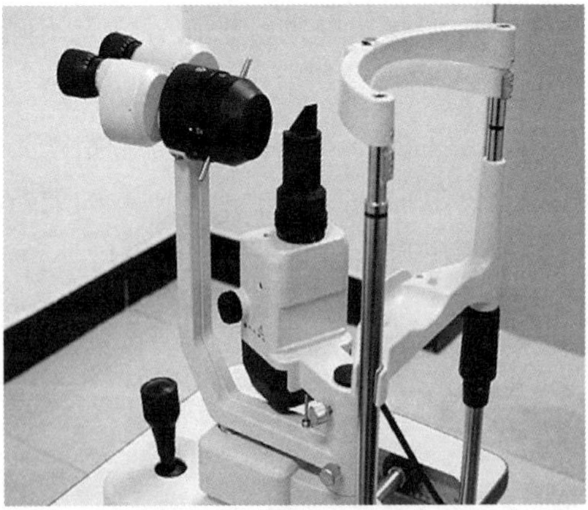

图 4-1　裂隙灯显微镜

其次，是显微眼科手术学。自1876年简易放大镜的使用到现今眼科专用乃至前后节手术专用显微镜的使用，加之显微器械、手术仪器、缝合材料、眼内充填材料及黏弹剂的问世与更新，眼科显微手术学进入了迅速发展的时代。

一、在眼科中使用的显微镜及显微器械

手术显微镜（图4-2）应具备的性能包括：目镜图像的重合一致；照明清晰、聚光良好均一；光源不能损伤组织；适度的景深范围、立体感强；有变倍功能；较宽的视野；适当的操作空间；建议具有裂隙装置。

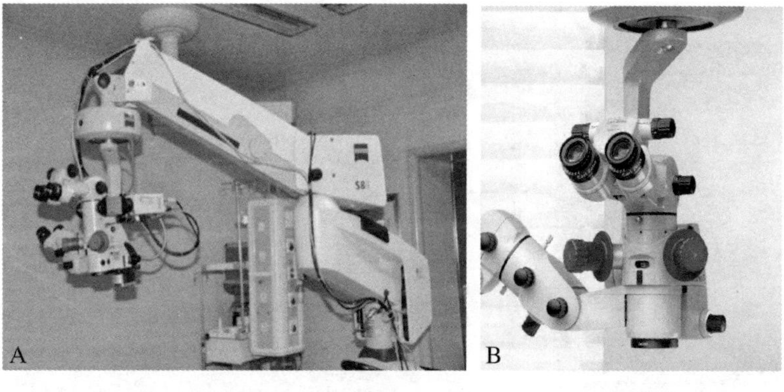

图4-2　眼科手术显微镜（A）和术者目镜（B）

由于受到空间的限制和照明的影响，眼科显微手术器械技术要求：显微镜总长度不超过100 mm，以使其在最小工作距离（166 mm）下有充分的活动余地，但也不能过于细微，以免手持不便利；具有一定弹性和韧性，过软则持物无力，过硬易使其颤抖；显微器械工作部分张开不超过10 mm；其表面经处理

后应无光反射（钛）；结线镊、持针器等器械头部闭合严密，但边缘应圆钝不致切断缝线；囊膜剪等锐性器械（图 4-3）要保持咬口紧密，刃部锋利，但手柄（图 4-4）应有足够大小，以适合手持习惯。

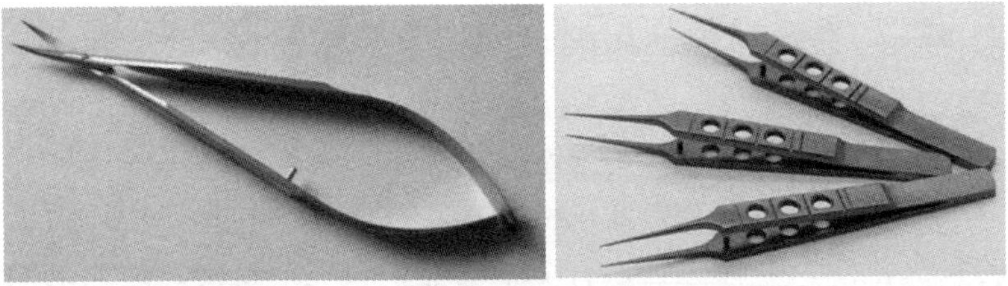

图 4-3　眼科显微手术常用显微剪和显微镊

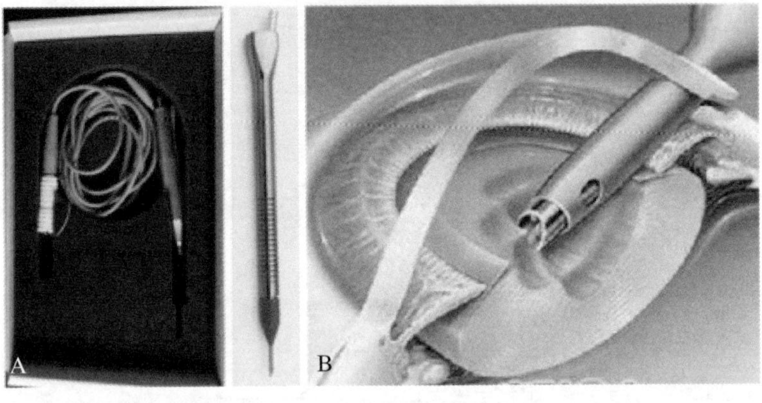

图 4-4　眼科白内障手术所用超声乳化手柄（A）和注吸 I/A 手柄（B）

眼科缝线的要求：无菌性，除缝线本身应无菌外，其材质应不利于细菌生长；无致敏性，组织反应轻微，有较高的组织相容性；具有一定的抗张强度（应选用抗张强度与所缝合组织等强的缝线）。缝线直径应均匀恒定，且其抗张性应不受组织环境的温度及湿度影响，不易在组织内收缩，在体内有一定的耐受；柔韧性强，打结时不易滑脱，缝线本身不易磨损或断裂；必要时可采用可吸收线，在缝合目的达到后能被组织吸收。

二、眼科相关显微操作

眼科缝合手术

1. 显微手术通用操作 显微切开 / 剪开、显微缝合（图 4-5）。

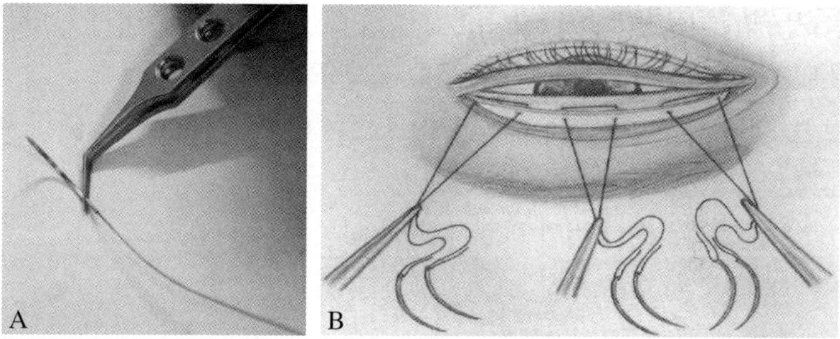

图 4-5 眼科显微手术所用缝线（A）及眼整形手术（B）

（1）显微切开 / 剪开的基本要求：定位精确，切开 / 剪开应符合各手术部位所要求的长度、层次和深度等，例如行巩膜隧道切口，需达到规整三平面，切口前后唇不应过薄或过厚，隧道长度合适，不诱发内皮脱离。

（2）眼科缝合的基本要求：①缝合深度：一般角膜组织为 3/4 深度，巩膜组织为 1/3 ~ 1/2 深度，不可缝合过深或全层缝合（全层缝合会使眼球内部与外界相通，细菌可能进入眼球致眼内炎，如眼球中后部缝合时穿透全层可导致视网膜裂孔及视网膜脱离）；②缝合强度：不能过松或过紧（过松使伤口愈合不佳，房水渗漏、易感染、眼内组织嵌顿在伤口；过紧可能撕脱组织，引起眼球组织变形，屈光状态改变，导致医源性散光的发生。不同手术对缝合要求不同（青光眼术巩膜瓣缝合的松紧可调节眼压）。缝合应尽量达到解剖复位（注意组织层次的对合，如角膜伤口的缝合）；③尽可能不影响视功能：缝线尽量避开角膜中央光学区，避免医源性散光的发生。角膜等组织在缝合打结后，线结尽量埋藏入组织内部，以减轻线结产生的刺激。

（3）练习模型：准备厚度为 0.5 mm 的软玻璃（PVC 软质水晶 / 塑料板），1 cm × 1 cm 方形或直径 1 cm 圆形均可，将其粘胶固定于瓶盖上进行角膜模拟；准备外科手术刀或眼科隧道刀及 3.0 mm 穿刺刀；10/0 眼科缝线；显微持针器、显微镊和显微剪。

【内容】 为使用外科手术刀或眼科手术刀在软玻璃块上划出要求的长度及深度的切口；在显微镜下进行缝合。

【操作要领】 注意被切开或缝合组织的固定；切开时应注意避免突破感，缝合时应注意对位。

【评分标准】 以 1 分钟内三平面切口的完成度为评估标准，在 1 分钟内完成一平面切口，切口长度为 2 mm，边缘规整为合格；在 1 分钟内完成二平面切口，切口长度为 2 mm，边缘规整为良好；在 1 分钟内完成三平面切口，切口长度为 2 mm，边缘规整为优秀。以 1 分钟内完成显微缝合 1 针的切口对合为评估标准，在 1 分钟内完成 10/0 缝线 1 针，仅组织对合，无明显变形为合格；在 1 分钟内完成 10/0 缝线 1 针，组织对合良好、平整无光学变形为良好；在 1 分钟内完成 10/0 缝线 1 针，组织对合、平整无光学变形、缝合深度恰当为优秀。

2．眼科手术特殊操作　囊膜撕除。

（1）囊膜撕除的基本要求：操作为连续环形前/后囊膜撕除，要求撕开的囊膜口的边缘连续，形状为圆形、居中（图 4-6），前囊膜口大小为 5.5 mm 左右，后囊膜口大小为 4～5 mm。因在眼前房狭小空间内进行（操作空间高度小于 4 mm，水平范围为 9 mm 内），操作中不应碰触角膜内皮、虹膜等其他眼内结构。要求在尽量短的时间内完成，一般不超过 1 分钟。进阶要求为撕囊口裂开的处理、撕囊口再扩大撕除和囊膜附着机化膜撕除等。

撕囊练习及囊膜撕除技术

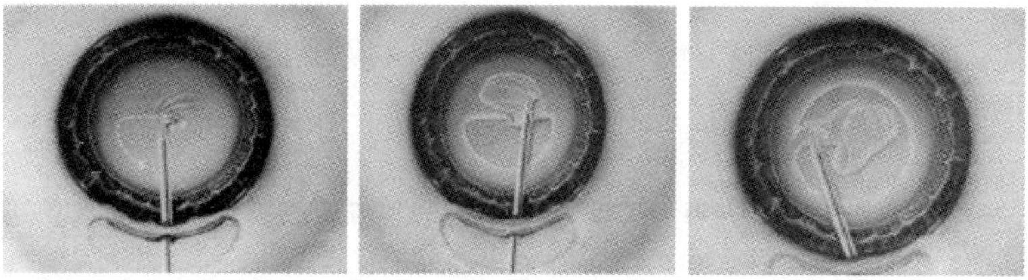

图 4-6　囊膜撕除

（2）练习模型：将铝箔覆盖于饮料瓶口，将瓶盖适当旋上（约旋紧 2/3），在瓶颈处切下，瓶体丢弃，在瓶颈断端覆盖透明保鲜膜，制作成模拟前房。眼科撕囊镊或制作撕囊针备用。

【内容】 在显微镜下，将覆盖透明保鲜膜端朝上，用撕囊镊或撕囊针于保鲜膜下伸入其中，对下方铝箔进行撕除操作。

【操作要领】 注意撕开和裂开的区别；注意不要碰触模拟角膜内皮的透明保鲜膜；注意固定模型。

【评分标准】 在不碰触模拟角膜内皮的透明保鲜膜前提下，将 3 分钟内的撕囊完成度作为评估标准。若碰触模拟角膜内皮或模拟撕囊口裂开，均为不合格。在 3 分钟内完成撕囊，直径大小不论，即为合格；在 2 分钟内完成撕囊，撕囊口连续完整，直径大小在 3 ~ 5.5 mm 为良好；在 1 分钟内完成撕囊，撕囊口连续完整，直径大小在 5 ~ 5.5 mm 为优秀。

三、常见眼科显微手术

眼科显微手术包括屈光手术、角膜移植术、白内障超声乳化吸除术联合人工晶状体（intraocular lens，IOL）植入术、玻璃体切除术、视网膜脱离修复术等，其中手术量最大的是白内障手术和屈光手术。

白内障手术按照历史演变可分为白内障囊内摘除术（ICCE）、白内障囊外摘除术（ECCE）和白内障超声乳化吸除术（图 4-7），

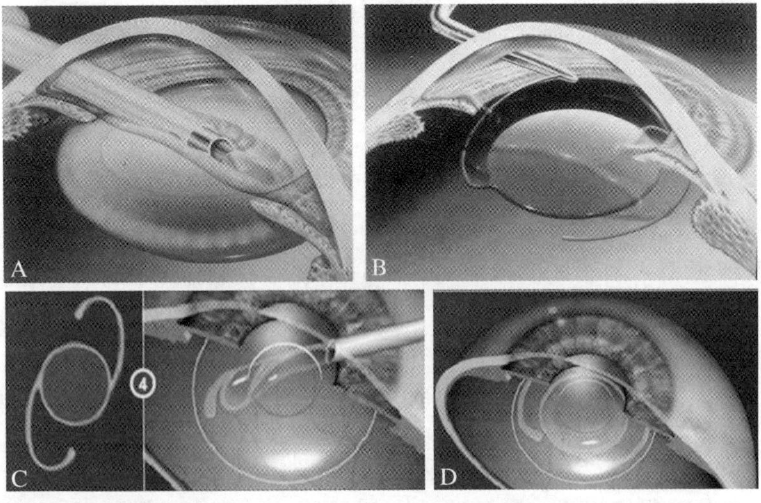

图 4-7 眼科白内障超声乳化吸除术（**A**、**B**）和人工晶状体植入术（**C**、**D**）模式图

一般多联合人工晶状体（图 4-8）植入术。屈光手术种类也非常多，主要为角膜激光手术和眼内人工晶状体植入术（ICL）（图 4-9）。角膜激光手术按照历史演变包括放射状角膜切开术（RK）、准分子激光屈光性角膜切削术（PRK）、激光角膜原位磨镶术（LASIK）、准分子激光上皮下角膜磨镶术（LASEK）、飞秒激光屈光性角膜手术（图 4-10）。目前主要的术式是 trans-PRK、飞秒 LASIK 和飞秒透镜取出术（SMILE）。

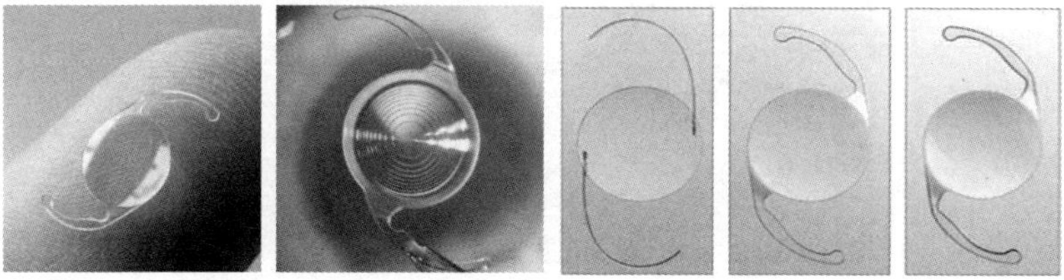

图 4-8　眼科白内障手术所用人工晶状体

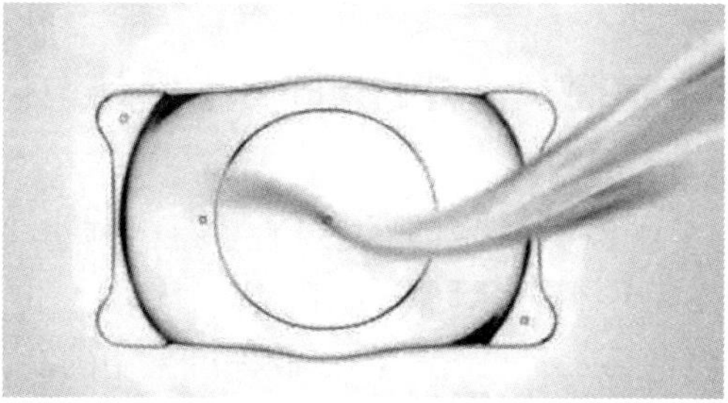

图 4-9　眼科屈光矫正 ICL 的人工晶状体

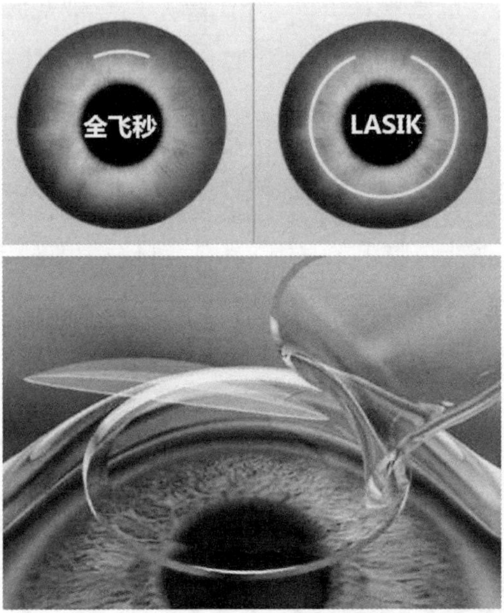

图 4-10　眼科屈光矫正角膜激光手术模式图

（曹晓光）

第二节　显微外科技术在耳鼻喉科中的应用

显微外科学是一门研究利用光学放大设备和显微外科器材进行精细手术的学科。从广义上来说，显微外科不是某个专科所独有的，而是手术学科各有关专业都可采用的一门外科技术，甚至可以从该专业分出专门的分支学科，如妇科显微外科、泌尿显微外科、神经显微外科等。有些科室如手外科、眼科和耳鼻喉科已将手术放大镜作为常规手术器械用于手术解剖、缝合操作上，从而无需另立手显微外科、眼显微外科和耳鼻喉显微外科。

耳鼻咽喉头颈外科包含耳科、鼻科、咽喉科和头颈外科四个主要亚科，因此，显微外科应用于耳鼻咽喉头颈外科后便衍生出了耳显微外科、喉显微外科、鼻 - 鼻窦显微外科和头颈显微外科等分支。

一、耳显微外科及操作训练

耳显微外科是建立在耳和颞骨的显微应用解剖、耳和颞骨的高分辨影像学诊断和显微手术技术基础上的一门学科。耳显微外科学重点研究的是耳的显微应用解剖、手术入路和耳功能结构的重建。由于内耳、内听道的前庭神经、耳蜗神经和面神经深埋在颞骨内，其空间立体位置是传统耳科手术难以跨越的障碍。现代耳显微外科和由此延伸的耳神经外科是建立在由耳科临床医师进行颞骨显微应用解剖研究的基础上的学科，耳显微外科技术结合影像学检查可以在术前对耳显微结构进行空间精确定位，对耳部畸形、炎症、肿瘤、外伤能够做到有计划的精确手术。

耳显微外科可以追溯到 1921 年瑞典耳科医生 Nylén 和 Holmgren 为耳硬化症患者进行的内耳手术，虽然当时手术仅限于开洞、减压等操作，但其开创了耳显微手术的新纪元。随着大半个世纪的兼容并蓄和逐渐积累，我国的耳显微外科已经从传导性聋听力重建向感音神经性聋的替代治疗以及耳神经外科的方向延伸，现已发展成一个专门的分支，形成了颞骨和颞骨周围外科的概念，如对眩晕疾病、周围性面瘫、桥小脑角血管神经挤压综合征、听神经瘤的外科治疗等。

在国际上，耳显微外科已经是一门非常成熟的技术，耳鼻喉科医师都应经过耳显微外科的基本训练。

在耳外科中，传统的耳科手术主要是用于清除炎症病灶，促进引流，防治颅内外严重并发症（主要是在肉眼下进行，使用锤子、凿子等工具）。耳显微外科有别于传统耳科手术的一个重要特点是其是在显微镜下采用高速微型电钻进行操作的。显微外科中除了耳外科外，神经外科、整形科等科室也常常需要使用微型手术电钻进行显露或者病变的切除。因此，微型手术电钻的操作训练是显微外科最基础的训练之一。

1．手术钻头（图 4-11）的分类

（1）按用途分类：切割钻（分为粗齿和细齿）、磨光钻（金刚钻）等。

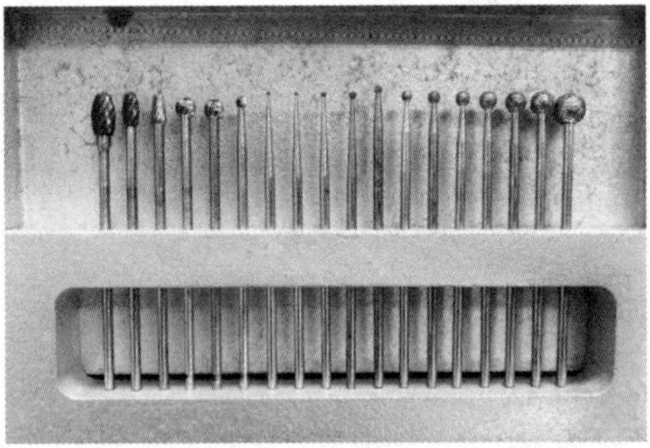

图 4-11　手术钻头

（2）按形状分类：圆头、蘑菇头、橄榄头等。

（3）按直径大小分类：1 mm、1.2 mm、1.4 mm、1.8 mm、2.0 mm、2.5 mm、3 mm、4 mm、6 mm 等。

2．手术钻头的选用

（1）皮质骨用切割钻（可完成大部分骨质切除），接近重要部分用金刚钻（一般用于热效应止血和接近面神经、脑膜、乙状窦等重要结构时使用）。

（2）尽量选取稍大的钻头，小钻头容易直接穿孔，出现误伤的概率会更大。

3．电钻的使用原则

（1）握钻柄方式为握笔式，钻头方向应与切除结构有一定的角度，即用钻头的侧边而非用钻头的尖顶部磨削。

（2）直柄较角型手柄（弯手柄）（图 4-12A）易于控制，一般在深部操作视野受影响时用角型手柄。

（3）不能静止贴于骨质后再踩电钻，应在低速钻起来后贴近骨面。

（4）控制钻速由低速到高速，防止跳钻损伤结构，钻速应渐进加速（图 4-12B）。

（5）使用电钻稳定性必须好（手掌小鱼际和小指必须有支点）。

（6）开始操作前必须确定钻头旋转方向，即正转还是反转。

（7）钻头磨除骨质的方向，应从最危险区域（结构）开始走向危险性较小区域（图 4-12C），并与重要结构平行，比如要沿面神经走行平行磨钻，不要垂直磨以免误伤。

（8）控制钻头和骨质接触的力量，以调控切除骨质的速度和深度。

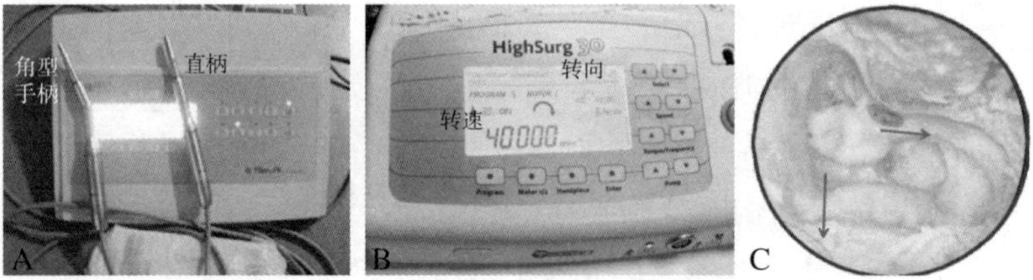

图 4-12　电钻手柄（A）、转速及转向调整（B）和磨除方向（C）

4．使用电钻冲水设备（图 4-13）的目的

（1）清除骨渣、出血，保持术腔清洁。

（2）保护钻头（骨渣和产热对钻头有损伤）。

（3）防止因面神经及骨质热损伤而引发面瘫、热损伤死骨或骨髓炎等。

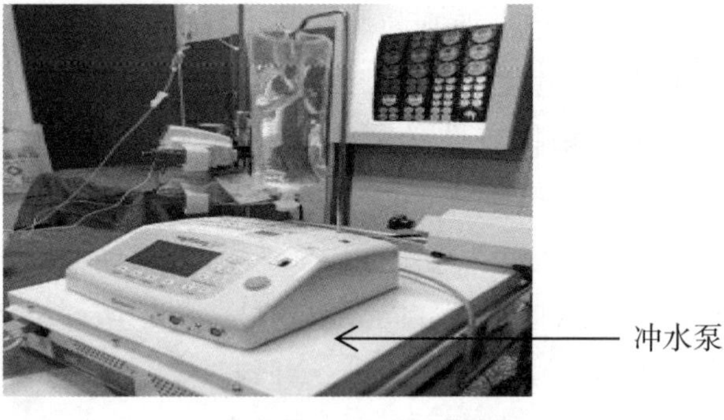

图 4-13　电钻冲水设备

5．电钻操作训练流程

（1）准备器械：组装设备（电源线、电机、手柄、脚踏），选择合适的钻头并安装，开机，调节钻速（1 万～4 万转 / 分），调节电钻转动方向（一般为正转）。

（2）放置蛋托并固定练习用蛋。

（3）调节显微镜至合适术野，并调节瞳距、焦距等至术野的物像清晰。

（4）手的动作要轻柔、稳健，动作幅度小，避免抖动及跳钻。手稳定性要好，寻找合适支点。

（5）慢踩脚踏至低速钻并放置于蛋壳表面后逐渐加速。

（6）使用钻头侧面，平行于蛋壳表面进行磨切。

（7）控制钻头和蛋壳接触的力量，以调控速度和深度。

（8）当近蛋壳内膜时，降低钻速。

6．评价标准

（1）磨出蛋壳形状规整、边缘光滑。

（2）蛋壳内膜表面残留物少，完整不破。

（3）10 min 内完成。

二、喉显微外科及操作训练

在手术显微镜下经喉镜应用显微手术器械施行的喉部手术称为喉显微外科手术。1954 年，Rosemarie Albrecht 最早介绍了在手术显微镜下观察声带。1962 年以后，Oskar Kleinsasser 为推广这项技术做出了重要贡献。国内自 20 世纪 80 年代初开始开展喉显微外科手术。喉显微外科手术的优点为：①用机械代替人力固定喉镜，手术者可以用双手操作；②由于显微镜的放大作用，故视野清晰，手术精度高，损伤小，适应证广，疗效好。各种喉科手术器械也随着喉显微外科的发展而不断改进。在此基础上，嗓音显微外科技术（phonomicrosurgery techniques）的概念得以问世，并蓬勃发展。

喉显微外科手术所需器械及操作训练如下。

1．双目手术显微镜　物镜焦距为 375 mm 或 400 mm。

2．支撑喉镜（图 **4-14**）　由喉镜和支撑架构成，支撑、固定在护胸托盘上。成人喉镜长 170 mm，内径宽 26 mm；儿童喉镜长 130 mm，内径宽 11 mm。管壁两侧各有一个灯芯小管。

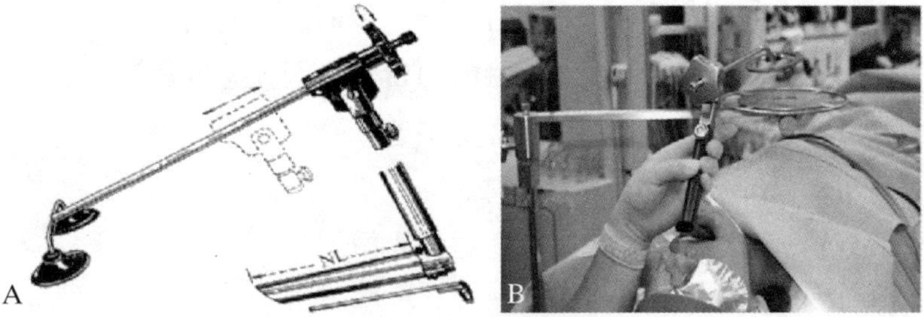

图 4-14　支撑喉镜

3．悬吊喉镜（图 **4-15**）　由直杆和横杆构成悬吊架，连接喉镜后，可固定于手术台靠近患者头部的右边。

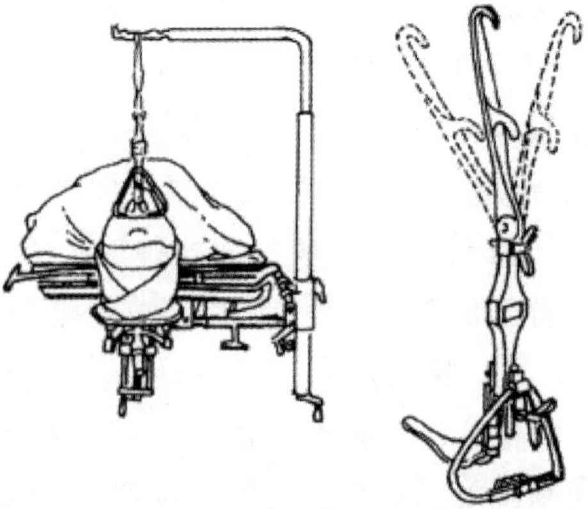

图 4-15　悬吊喉镜

4．电视显微喉镜 1990 年，Karl Storz 公司推出了电视显微喉镜（videomicrolaryngoscope）（图 4-16），这套设备是在显微喉镜上插入一个特制的内镜（类似于临床上应用的鼻内镜），通过内镜连接电视监视系统、录像系统和打印系统。手术时，术者可以直接观看监视器，用双手操作。

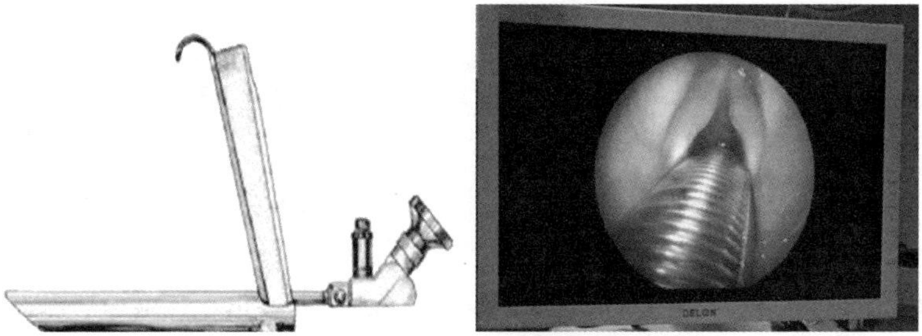

图 4-16 电视显微喉镜

5．操作训练 喉显微外科手术操作的特点是距离较远、器械较长、操作空间狭窄，因此操作训练将模拟实际的操作环境，即在狭窄的空间内，用较长的器械进行缝合操作。将缝合用硅胶假体或者新鲜猪肉固定于支架，缝合视野上方，放置长约 20 cm 的圆柱形塑料管或纸管以模拟支撑喉镜下的操作环境，直径略粗于显微支撑喉镜的内径，将器械伸入管内进行切口缝合。

（1）固定好缝合用硅胶假体或者新鲜猪肉，局部做一长约 2 cm 的纵行切口，将塑料管或纸管放置并固定于切口部位，使切口位于管的中心位置。

（2）将手术显微镜安放妥当，使视野通过塑料管或纸管落于切口位置，调整目镜与术者瞳孔之间的距离，消除复视，达到手术野的物像清晰，有立体感。

（3）使用喉显微缝合持针器夹持6-0（7-0或8-0）缝合线，另一手使用喉显微钳协助进行切口缝合。共缝合2针，每针打3个结。

（4）要求不撕脱组织、针距均匀、边距对称、切口对位对线良好，轻度外翻，线结紧密不滑脱，10分钟内缝完。

三、鼻-鼻窦显微外科和头颈显微外科

鼻-鼻窦显微外科主要是以光学系统和监视系统支持下的鼻内镜手术技术为主，显微镜下操作不多。头颈显微外科指利用显微外科技术完成头颈部手术的修复和重建，主要用于头颈部肿瘤（如喉癌、下咽癌等恶性肿瘤）切除后的皮瓣修复、血管吻合，各种神经移植（如腓肠神经-面神经跨面吻合移植等），所用技术与狭义显微外科技术无明显区别，在此不再赘述。

（谭　杰）

第三节　显微外科技术在神经外科中的应用

一、从显微神经外科到精准神经外科

在神经外科的发展史上，显微外科技术是神经外科史上重要的里程碑，它使在肉眼下做手术的传统神经外科时代发展到在显微镜下做手术的现代神经外科时代。它冲破了神经外科的

许多手术禁区，使手术效果极大改善，手术并发症显著减少。具有良好照明及放大功能的手术显微镜、便于在深部和精细结构上操作的显微手术器械以及日益发展的显微神经外科解剖理论构成了神经外科技术，特别是近年来显微神经外科的迅速发展使神经外科从显微神经外科进入了精准神经外科时代，主要体现在以下三个方面：①神经导航手术；②微骨窗入路手术；③立体定向放射外科。

（一）神经导航手术

神经导航技术（图 4-17）又称影像引导神经外科技术或无框架立体定向外科技术，是当前显微微创神经外科的重要组成部分。神经导航辅助手术，能够更准确定位颅内病变，判断病变边界，准确地切除病变以及避免正常脑组织损伤，已被用于颅内各种占位性病变（如肿瘤等）、癫痫、颅底肿瘤、脊柱脊髓肿瘤的治疗。

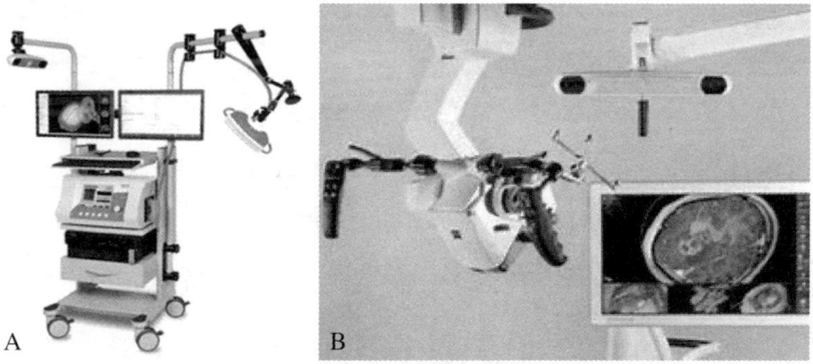
A　B

图 4-17　神经导航

（二）微骨窗入路手术

微骨窗入路也称锁孔入路，是微创显微神经外科的标志之一，其优点是手术创伤小，患者术后恢复快，手术效果好。微骨窗不是单纯强调切口小，其内涵是根据每个人的病变部位和性质准确地设计切口部位，使手术路径最短并准确到达病变。术中充分利用脑组织正常解剖间隙，可减少对脑组织的牵拉；经过调整患者体位和手术显微镜角度，可获得足够的手术空间来完成手术，将手术创伤降至最低。

微骨窗入路包括经眉弓切口眶上微骨窗入路（图 4-18）、经翼点微骨窗入路、右额微骨窗纵裂入路、右额顶微骨窗入路和枕后微骨窗入路。

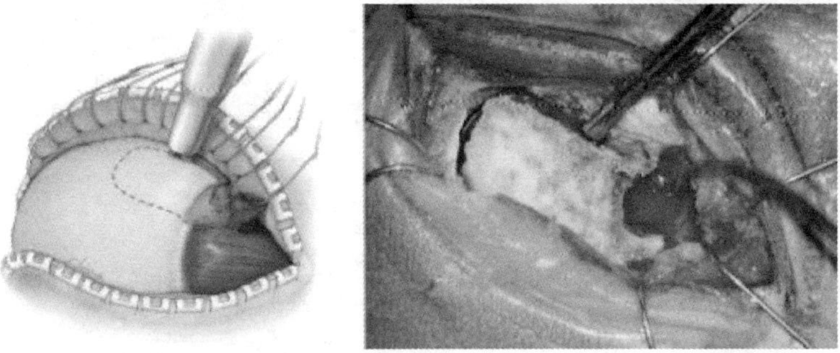

图 4-18　眉弓切口眶上微骨窗入路

（三）立体定向放射外科

立体定向放射外科（stereotactic radiosurgery，SRS）是神经外科的一种治疗方法，可以用于治疗多种神经外科疾病。它是一种对治疗目标区域进行高度精确照射的方法，同时最大程度地保留周围神经组织的功能。相比开颅手术，SRS 是一种非侵入性的治疗方式，对于某些疾病，患者可以避免开颅手术的风险和复杂性。

SRS 通常采用单次大剂量的放射照射，因此对精确度要求非常高。由于其特点，SRS 更接近于神经外科治疗，而不是传统的放射治疗方式。SRS 的适应证包括但不限于以下疾病：颅内和脊柱转移瘤、脑膜瘤、垂体瘤、听神经瘤和非肿瘤性疾病，如三叉神经痛和动静脉畸形等。总的来说，SRS 是一种在神经外科领域广泛应用的治疗方式，其特点是精确照射治疗目标，最大限度地保留周围神经组织的功能，并且适用于多种疾病。

二、显微神经外科器械及其应用

（一）神经外科手术显微镜

手术显微镜（图 4-19A）经过不断改进变化，种类繁多，功能齐全，目前市场上以蔡司、莱卡、穆勒等品牌为主，其基本结构包括手术显微镜系统、镜臂、基座等部分。显微镜上有目镜、物镜、助手镜、光源、调焦系统、多功能手柄、造影系统、录像系统及工作站等（图 4-20）。光学系统旋转范围为 540°，前后倾斜角度为 150°，左右倾斜角度为 42°，屈光补偿范围为 +5D～−5D，主光源为 180 W 疝气灯，常用焦距为 200～400 mm，放大倍数为 4～40 倍；支架系统多为电磁锁式或机械式平衡。术中使用黄荧光及血管造影（吲哚菁绿）可以在显微镜下直观观察到恶性肿瘤的边界或血管情况（图 4-19B、C）。

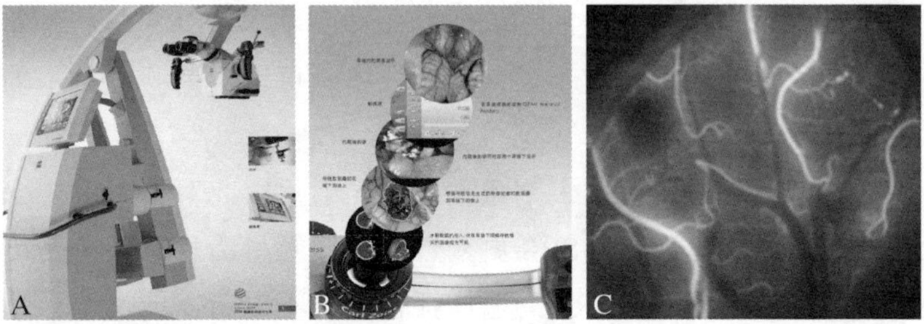

图 4-19　神经外科手术显微镜（A），神经外科手术显微镜下观察脑组织、神经及血管效果（B），术中应用吲哚菁绿血管造影（C）

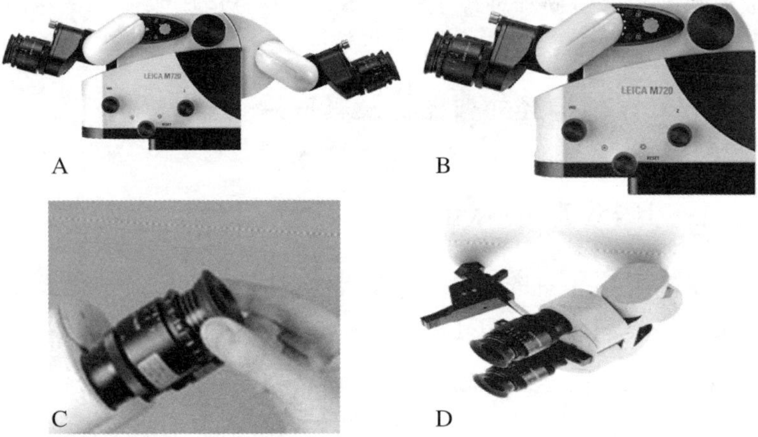

图 4-20　蝶形双目筒（A）、内置分光器（B）、10 倍广角目镜（C）及助手镜双目筒（D）

（二）显微手术器械

1．双极电凝　双极电凝与单级电凝的区别在于：双极电凝取消了与患者皮肤接触的无效电极，而将两个电极连接于镊子的两个尖端，其体部绝缘，尖端工作，电量较单极电凝低得多，故而其造成的热扩散及组织损害极少，是神经外科必不可少的止血器械。

双极电凝的尖端宽度为 0.4～0.9 mm，其工作长度根据术区深度而选择；为适合显微手术，其形状分为膝状及直状；为在术中处理不同部位，其尖端又分为直型、直角上弯曲、直角下弯曲等（图 4-21）。工作时其电凝输出功率多为 6～22 W。

双极电凝的应用要领：适合电凝输出；间断电凝；移行递增；对于血管直径大于 1.5 mm 或血流异常快速的血管，先阻断再电凝；边电凝边滴水。

双极电凝的神经外科用途：止血、牵拉、分离。

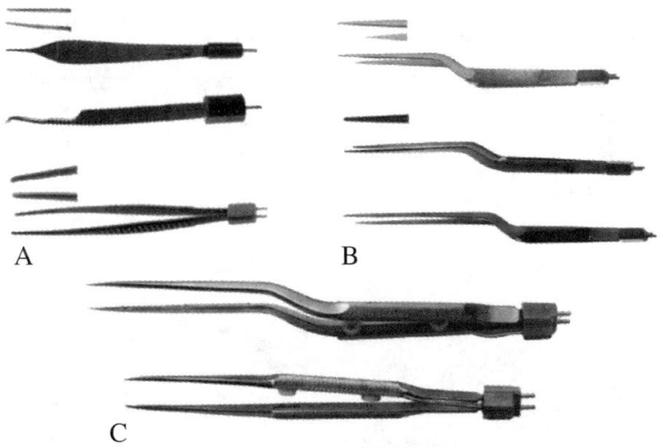

图 4-21　不同类型的直型双极电凝（A）；不同类型的枪型双极电凝（B）及滴水双极电凝（C）

2．吸引装置　因头部组织血供丰富，而术中需快速处理渗血、出血，保持术野清晰，这就需要良好及合适的吸引装置（图 4-22）。

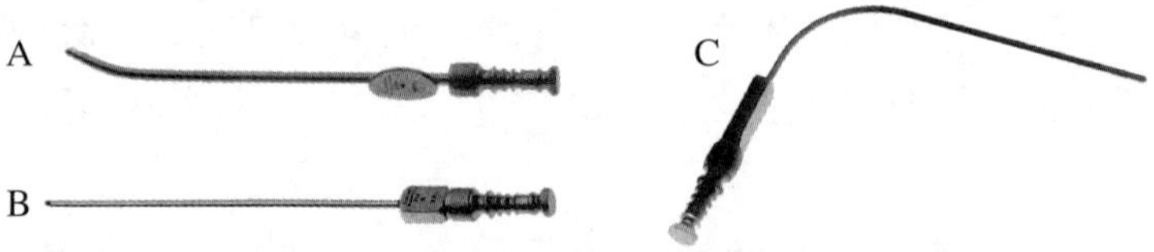

图 4-22　弯型吸引器头（A）、直型吸引器头（B）及特殊类型吸引器头（C）

基本要求：持续、通畅、可调、方便、无噪音、手感好、不反光、头端钝圆。

用途：吸除血水、廓清术野、牵拉、切割。

管径：3F、5F 不等。术者宜左手执吸引器管，右手执双极电凝。

3．脑牵开器　脑牵开器为显微神经外科必备的器械，但要注意，应用时间过长会使牵拉脑组织长时间受压迫而改变局部血流，对脑组织造成损伤。临床工作中根据需要，选用不同宽度、长度的脑牵开器（图 4-23）；要求材质不反光，可根据工作面调节弯曲度。

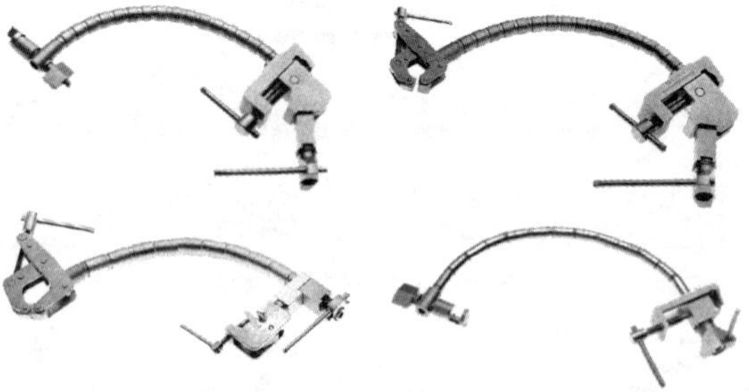

图 4-23　不同类型的自助式脑牵开器

4．其他器械 显微剪、显微镊、显微钩、显微剥离器等（图 4-24～图 4-26）。

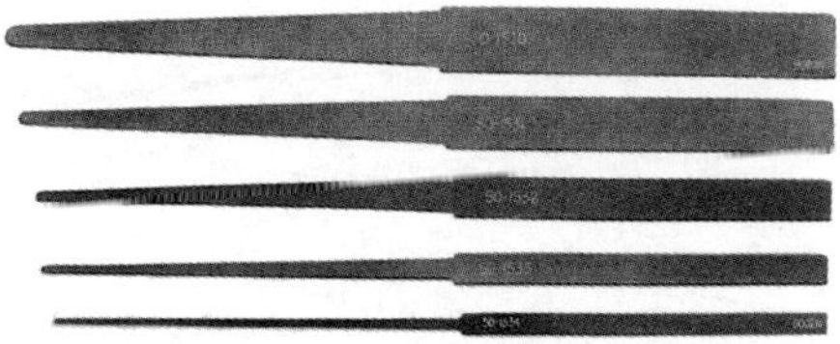

图 **4-24** 不同规格的脑压板

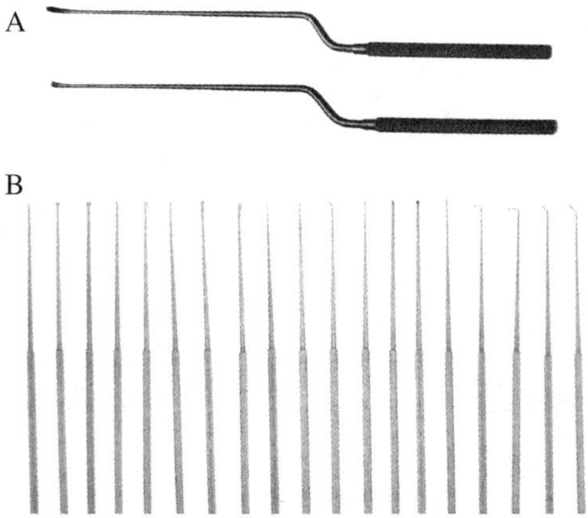

图 **4-25** 枪刺型剥离器（**A**）及直型剥离器（**B**）

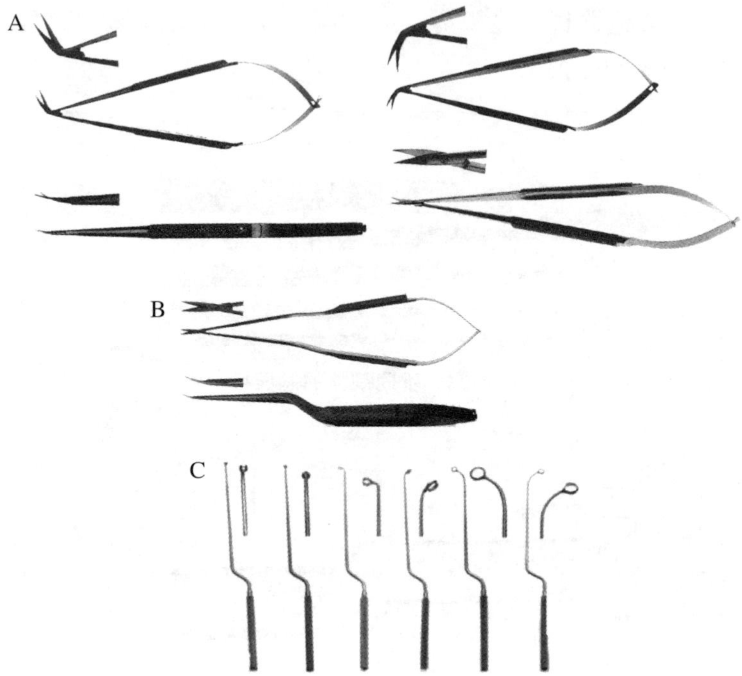

图 4-26　显微直型剪（A）、显微枪刺型剪（B）及刮匙（C）

三、显微镜下移物训练

主要训练操作者的手眼操作能力。

练习模型：准备直径 30 mm 培养皿 A、培养皿 B、培养皿 C（其中，培养皿 A、B 的高度为 10 mm，培养皿 C 的高度为 5 mm），使用头端直径为 0.3～0.5 mm 的显微镊将一个培养皿中的芝麻移至另一个培养皿中。主要有以下 6 种移物方法（图 4-27）。

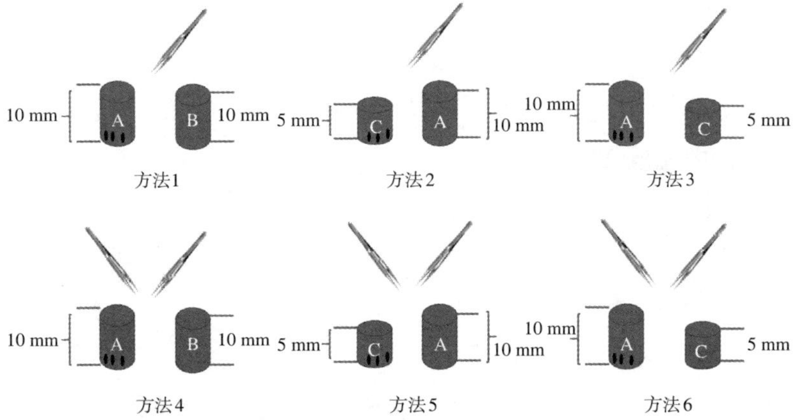

图 4-27　显微镜下移物方法

方法 1：使用显微镊将培养皿 A 中的芝麻移至培养皿 B 中，要求移动过程中芝麻不掉落，且显微镊不接触培养皿侧壁。

方法 2：使用显微镊将培养皿 C 中的芝麻移至培养皿 A 中，要求移动过程中芝麻不掉落，且显微镊不接触培养皿侧壁。

方法 3：使用显微镊将培养皿 A 中的芝麻移至培养皿 C 中，要求移动过程中芝麻不掉落，且显微镊不接触培养皿侧壁。

方法 4：使用一把显微镊将培养皿 A 中的芝麻夹起并使用另一把显微镊将芝麻转接并移至培养皿 B 中，要求移动过程中芝麻不掉落，且显微镊不接触培养皿侧壁。

方法 5：使用一把显微镊将培养皿 C 中的芝麻夹起并使用另一把显微镊将芝麻转接并移至培养皿 A 中，要求移动过程中芝麻不掉落，且显微镊不接触培养皿侧壁。

方法 6：使用一把显微镊将培养皿 A 中的芝麻夹起并使用另一把显微镊将芝麻转接并移至培养皿 C 中，要求移动过程中芝麻不掉落，且显微镊不接触培养皿侧壁。

评分标准：以 2 分钟内将一个培养皿中的芝麻移至另一个培养皿中的粒数为评估标准。

2 分钟内完成 8 个为合格；2 分钟内完成 12 个为良好；2 分钟内完成 20 个为优秀。

（周景儒　欧阳佳）

参考文献

[1] 毕晔，穆麟，刘岩，等．显微外科技术培训策略之一——模型及非活体动物的训练．中华整形外科杂志，2018，34（4）：323-326.

[2] 程国良．中国的断肢（指）再植与足趾移植拇手指再造．中华显微外科杂志，2013，36（2）：110-112.

[3] 董震，成效敏，袁伟．不同端侧缝合方法对周围神经再生的影响．中华手外科杂志，1998，14（3）：175-177.

[4] 杜冬，王国君，王军强，等．神经端侧吻合的实验研究．中华显微外科杂志，2001，24（3）：201-204.

[5] 高登科，张东，王嵘，等．显微血管吻合技术的培训．中国卒中杂志，2011，6（2）：173-176.

[6] 侯春林，刘小林．中国显微外科历史回顾．中华显微外科杂志，2015，38（5）：417-419.

[7] 庞水发，常湘珍，张方晨，等．显微外科在手外科的应用与进展．中华显微外科杂志，2009，32（3）：177-180.

[8] 谈伟强，胡艳艳，张丁町，等．针对临床医生开展显微外科技术培训的探索与实践．中国继续医学教育，2018，10（26）：5-7.

[9] 唐茂林，徐永清，张世民．穿支皮瓣的应用解剖与临床．北京：科学出版社，2013.

[10] 佟小光．显微神经外科微小血管吻合技术培训方法．中华神经外科杂志，2009，25（2）：185-187.

[11] 王成琪．显微外科学．济南：山东科学技术出版社，2009.

[12] 王猛，徐文东，徐建光，等. 膈神经端侧吻合移位治疗肌皮神经损伤的实验研究. 中华手外科杂志，2010，26（2）：117-121.

[13] 熊进挺，邓培刚. 显微外科技术修复周围神经损伤中不同缝合方法的临床分析. 现代诊断与治疗，2013（15）：3480.

[14] 修先伦，张少成，王吉波，等. 侧侧缝合法治疗不完全性周围神经损伤的实验研究. 中国矫形外科杂志，2001，8（10）：984-985.

[15] 杨立民，吴月欣，齐勇，等. 神经束膜与神经外膜吻合术修复尺神经损伤的疗效对比. 中国老年学，2013，33（19）：4895-4896.

[16] 张国强，王岩，张少成，等. 神经侧侧吻合在治疗高位周围神经损伤中的意义. 中国医刊，2007，42（5）：29-31.

[17] 朱盛修. 现代显微外科学. 长沙：湖南科学技术出版社，1999.

[18] AL-JINDAN F K，LIN C Y，CHENG M H . Comparison of outcomes between side-to-end and end-to-end lymphovenous anastomoses for early-grade extremity lymphedema. Plast Reconstr Surg，2019，144（2）：1.

[19] ATLAN M，LELLOUCH A G，LEGAGNEUX J，et al. A new synthetic model for microvascular anastomosis training? A randomized comparative study between silicone and polyvinyl alcohol gelatin tubes. J Surg Educ，2018，75（1）：182-187.

[20] BALLANCE C A，BALLANCE H A，STEWART P.

Remarks on the operative treatment of chronicfacial palsy of peripheral origin. BMJ，1903，1（2214）：1348.

[21] CHEN W，YAMAMOTO T，FISHER M，et al. The "octopus" lymphaticovenular anastomosis：evolving beyond the standard supermicrosurgical technique. J Reconstr Microsurg，2015，31（6）：450-457.

[22] DLUBIS-MERTENS K，NAUCK F. Development and evaluation of a simulation model for microvascular anastomosis training. J Reconstr Microsurg，2017，33（7）：493-501.

[23] HOCHMAN I I，ZEITELS S M，HEATON J T. Exposure and visualization of the glottis for phonomicrosurgery. Operative Techniques in Otolaryngology-Head & Neck Surgery，1998，9（4）：192-195.

[24] TRIGNANO E，FALLICO N，ZINGONE G，et al. Microsurgical training with the three-step approach. J Reconstr Microsurg，2017，33（2）：87-91.